■ 中华医学健康科普工程 ■

不孕不育症 100 问

主 编 黄胡信 刘风华

U0325522

中华医学电子音像出版社
CHINESE MEDICAL MULTIMEDIA PRESS

北 京

图书在版编目（CIP）数据

不孕不育症 100 问 / 黄胡信，刘风华主编. —北京：中华医学电子音像出版社，2019.10
ISBN 978-7-83005-277-5

Ⅰ. ①不… Ⅱ. ①黄… ②刘… Ⅲ. ①不孕症-诊疗-问题解答 ②男性不育-诊疗-问题解答 Ⅳ. ①R711.6-44

中国版本图书馆 CIP 数据核字（2019）第 196485 号

不孕不育症 100 问
BUYUN BUYU ZHENG 100 WEN

主 编：黄胡信 刘风华
策划编辑：史仲静 宫宇婷
责任编辑：赵文羽 宫宇婷
校 对：朱士军
责任印刷：李振坤
出版发行：中华医学电子音像出版社
通信地址：北京市西城区东河沿街 69 号中华医学会 610 室
邮 编：100052
E-mail：cma-cmc@cma.org.cn
购书热线：010-51322675
经 销：新华书店
印 刷：廊坊市团结印刷有限公司
开 本：850mm×1168mm 1/32
印 张：5.75
字 数：106 千字
版 次：2019 年 10 月第 1 版 2019 年 10 月第 1 次印刷
定 价：38.00 元

《不孕不育症 100 问》
编委会

主 编 简 介

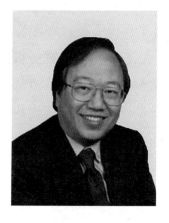

黄胡信（Felix Wong） 澳大利亚籍华人。1976年毕业于中国香港大学，并在英国、澳大利亚、新加坡等地接受毕业后深造，获得中国香港大学内外全科医学士学位、中国香港中文大学医学博士学位及新加坡大学妇产专科硕士学位；历任2所外科学院院士。擅长妇科肿瘤、内镜手术、妇女健康和医院管理。曾任澳大利亚新南威尔士大学妇产科教授，以及澳大利亚西悉尼大学、诺特丹姆大学，中国中山大学中山医学院、南方医科大学、山东省医学科学院、汕头大学、山东大学医学院、扬州大学医学院、首都医科大学、北京协和医学院等多所医学院校的客座教授或名誉教授；悉尼利物浦医院妇女卫生业务部医疗主任，以及多家母婴医院和儿童医院的名誉顾问；《中国微创外科杂志》《实用妇产科杂志》《中华妇产科杂志》、

Journal of Obstetrics and Gynaecology Reasearch、*Journal of Gynaecology and Minimully Invasive Therapy* 等杂志常务编委或编委。现任新南威尔士大学妇产科客座教授、世界华人医师协会妇产科医师分会副会长、中国及亚太地区微创妇科肿瘤协会（CA-AMIGO）主席及中国-澳大利亚-亚太地区微创妇科论坛创会主席。为每年举办 1 次的微创妇科论坛做出极大贡献，为亚太国家的医疗教育做出了巨大贡献，每年为亚太地区国家提供 10 余个供国外医师在澳大利亚深造的机会。近 25 年来，参加和组织了百余次医学会议，多次被邀请作为特邀会议讲者。2003 年获中国广东省外国专家局颁发的"广东友谊奖"，2005 年获 Evaluation Committee of Endoscopics Award 颁发的"内镜专家奖"和中华医学会妇产科学分会内镜学组颁发的"医疗大使奖"，2006 年获越南胡志明市人民委员会颁发的"胡志明市徽章奖"，2009 年获中国科学技术部和国家科学技术奖励办公室颁发的"恩德思医学科学技术杰出成就奖"，2017 年获中国医师协会妇产科医师分会颁发的"林巧稚杯"奖和亚太妇产科内镜及微创治疗协会（The Asia-Pacific Association for Gynecologic Endoscopy and Minimally Invasive Therapy，APAGE）颁发的"终身成就奖"，2018 年获欧洲妇科内镜学会颁发的"卓越贡献奖"。主编医学著作 4 部，发表论文 180 余篇。2010 年，他从澳大利亚回中国香港私人执业，依然大公无私地为年轻一代提供医学教育支持。

主 编 简 介

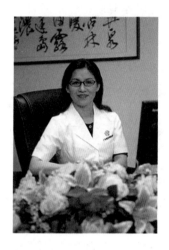

刘风华　2002年7月毕业于山东大学，获医学博士学位。同年进入中山大学临床医学博士后流动站，专攻生殖内分泌方向，对不孕不育症、妇科内分泌疾病及干细胞等进行了深入研究。2004年9月至2011年5月就职于广州医学院第三附属医院生殖中心，工作期间曾作为访问学者赴英国谢菲尔德大学附属医院生殖中心学习；2011年6月以人才引进方式调至广东省妇幼保健院，现任广东省妇幼保健院副院长、生殖中心学科带头人，博士研究生导师。

从事临床工作近30年，具有丰富的生殖医学及相关专业的基础理论知识，对不孕不育症及妇科内分泌疾病的诊治有较深入的研究，擅长个体化促排卵治疗及各种辅助生殖技术，在国内辅助生殖技术领域有较高的知名度，曾多次受邀在国内学术会议上做专题讲座和主持。现任国家辅助生殖技术评审专家、中国妇幼保健协会辅助生殖技术监测与评估专业委员会副主任委员、中国妇幼健康研究会生殖内分泌学专业委员会常务委员、中华预防医学会生殖健康分会委员、广东省医学会常务理事、广东省医学会生殖医学分会候任主任委员、广东省妇幼保健协会常务理事、广东省妇幼保健协会生殖保健专业委员会主任委员、广东优生优育协会辅助生殖医学专业委员会副主任委员、广东省健康管理学会生殖医学专业委员会副主任委员等职务。主持和参与国家及省部级课题14项，其中国家重点研发计划重点专项课题1项；以第一作者或通信作者发表论文72篇，其中SCI收录10篇；主编和参编著作各1部。带教研究生24名，毕业16名，在读博士研究生4名、硕士研究生4名。曾获广东省"五一劳动奖章"、广东省"好医生好故事——仁术奖"、南粤建功立业女能手、胡润·平安中国好医生、"好医生健康广东行"首席专家、羊城好医生、南粤巾帼好医师、岭南名医等荣誉。

内 容 提 要

　　本书由多位临床经验丰富的妇产科生殖专家编写，对临床上不孕不育症的常见问题进行了梳理，选取了最具代表性的 100 个问题，结合笔者的临床经验，以问答的形式为读者提供科学的解答。通过本书，读者能够快速了解男女性的生殖系统、与生育相关的问题及解决方案，有助于解答读者在不孕不育症诊疗过程中的各种困惑，也有助于读者高效地与医师进行沟通。本书科学、实用、严谨。年轻的妇产科医师、护士及非妇产科专业的医护人员通过本书可清楚地了解这些问题所包含的专业知识，不仅有利于日常工作的开展，也有利于与患者及其家属的沟通，还能更好地为大众提供通俗易懂的专业咨询和卫生保健知识。同时，书中很多内容也可供初级辅助生殖医师参阅，以指导其工作。

序

　　"科普"二字重在科学和普及，是对科学知识的科学传播。事实上，科普和科学传播在科学和社会中的地位举足轻重，在发达国家甚至可与科研和技术发明比肩。科学知识的正确传播影响人们的认知，进而影响社会发展。医学科普知识十分重要，关乎生命健康，影响着人们生活的方方面面。因此，具有科学性、严谨性及普及性的医学科普著作才是好的普及医学知识的媒介。

　　我国是一个人口大国，随着经济的发展，国民对健康的需求日益增多，出版具有普及性和可读性的医学科普著作很有必要，但医学科普在我国并没有得到足够的重视。近些年，随着互联网的发展，网络医学科普发展迅速，如各大医学信息网站、各种微信公众号不断涌现，其具有更新速度快、便利性高等优点，但也难免存在多种问题，特别是一些营销性的公众号或自媒体的科普文章缺乏足够的科学性和严谨性，容易误导没有足够专业医学知识背景的读者。因此，更有信服力的科普著作应该由专业的医学专家及其团队编写。

很高兴看到"中国-澳大利亚-亚太地区微创妇科论坛"创始人黄胡信教授组织编写《不孕不育症100问》，以"问与答"的方式将患者最想问的一些医学问题以科学和通俗相结合的方式解答出来，形式简单明了，可读性强。不孕不育症作为21世纪的第三大疾病，在我国有着庞大的人群，不孕不育症又具有隐私性，很多患者并不会主动就医，故相应的科普著作具有重要的现实意义。由黄胡信教授和刘风华教授联合主编的《不孕不育症100问》，问题设置合理，内容科学严谨，语言通俗易懂，从自然妊娠的生理到不孕不育症的治疗，重点阐述了辅助生殖技术中的常见问题，这是现有为数不多的不孕不育症相关科普书籍所欠缺的内容，值得推荐。同时，本书也非常适合从事辅助生殖技术行业的同道们阅读。

辅助生殖技术进入我国迄今已有30余年，与最早成功应用辅助生殖技术的英国相差10年，经历了从模仿到创新、从追赶到超越的过程。我国的生殖专家更应让广大同胞认识到我国辅助生殖技术的进步，相信本书是很好的使者。

最后，愿所有不孕不育症患者都能够用"科学知识"武装自己，在求医问药的路上一路坦途，知己知彼，百战不殆！

首届全球华人生殖协会主席

庄广伦

前　言

生育是人类繁衍和文明发展的基础。

当今，生育问题依然是第三大全球性问题，各国都十分重视。

女人因有一个生育体腔——子宫，自然界把人类生育的重任委托给女人，故生育问题带给女人的责任、痛苦及伤害等远大于男人，且生育问题更深远的影响是伴随而来的心理问题、家庭问题、社会问题、经济问题……同样作为女人，一位于妇产科工作近30年、从事不孕症及辅助生殖技术近20年的女医师，我见证了不孕症发病率的不断攀升，深深地体会到在生育观念极浓厚的中国，不能生育的女性及其家庭面临着怎样的压力。可求子之路往往并非一帆风顺，可能未遇良医而耽误病情；可能因自身医学知识有限，耽误治疗时机；还可能出现流产、宫外孕、反复"试管婴儿"助孕失败等不良结局；更灾难性的可能是家庭破裂，甚至重组家庭后还需苦苦追寻……这些辛酸和泪水，作为一名妇产科医师，我不希望任何一位女性或家庭去承受。

如何能更好地避免出现上述问题呢？毋庸置疑，很多人认为，医师才是诊疗过程中的关键，医师们需要提高诊疗技术和专业水平，加强沟通技巧，增加人文关怀……但是否能在合适的时机来看病？最后选择哪种治疗方案？如何预防不孕不育症的发生？这些问题最关键的主角应该是患者自己——女人或男人！因此，作为主观能动者，女人或男人更需要主动学习一些医学科普知识，科学规划自己的生育计划，预防不良情况，提高医患沟通效率，高效合理诊治生育问题……

但不孕不育的话题因涉及隐私和性，较为敏感，专业性科普书籍非常有限，仅有的也多由妇产科医师撰写。可术业有专攻，妇产科中的不孕症及辅助生殖技术归属于三级学科，生殖专家们对不孕不育症的诊疗更专业，特别是对于辅助生殖技术助孕中的种种问题，并非普通妇产科医师所能熟知。基于上述考虑，恰逢本人有幸受邀编写"中华医学健康科普工程"丛书之一——《不孕不育症100问》，便携广东省妇幼保健院生殖中心的临床医师、胚胎师一起编写了这本书。本书对临床上不孕不育症的常见问题进行了梳理，选取了最具代表性的100个问题，特别着重于辅助生殖技术，结合笔者的临床经验，以问答的形式为读者提供了科学的解答。本书内容涵盖了正常妊娠生理过程的基础知识、男女性不孕不育症的常见原因、人工授精、"试管婴儿"技术、卵子冷冻及供卵等辅助生殖技术、复发性流产的生育问题等多方面。通过本书，读者能够快速了解男女性的生殖系统、与生育相关的问题及解决方案，有助于解答读者在不孕不育症诊疗过程中的各种困惑，也有助于读者高效地与医师进行沟通。同时，书中很多内容也可供初级辅助生殖医师参阅，用以指导他们的工作。

最后，我由衷地希望本书能够成为读者求子路上的良师益友，成为读者舒缓焦虑的润滑剂，成为读者顺利妊娠的"吉祥物"！也由衷地希望本书能成为年轻生殖医师的良好引路者。

广东省妇幼保健院副院长

刘风华

目　录

不
孕
不
育
症
100
问

不孕不育症 100 问

第1章

妊娠生理及不孕不育症基础知识

1 人类正常妊娠的过程是怎样的?

　　由于女性体内有可以孕育胎儿的子宫,故自然界就将妊娠这个伟大而又奇妙的过程委托给女性。要实现正常妊娠,关键在于女性有能正常工作的 4 个器官,即大脑(下丘脑和垂体均位于大脑内)、卵巢、输卵管及子宫,当然还需要男性提供足量的、有活力的精子,以及双方合作的正常性生活。

　　首先,让我们来认识下,为了能正常妊娠,女性体内发生了哪些奇妙的变化。正常的妊娠过程是复杂而又精密的,受到由下丘脑、垂体及卵巢构成的具有正负反馈功能的神经内分泌系统的精密调控。这个系统医学上称为"下丘脑(hypothalamic)–垂体(pituitary)–卵巢(ovary)–子宫(uterine)轴"(H-P-O-U轴,图 1-1),由于前三者都具有内分泌功能,故医学上更常采用"下丘脑–垂体–卵巢轴(HPO 轴)"。可以形象地将这个系统比喻成一个公司,下丘脑相当于公司的最高层领导,垂体相当于

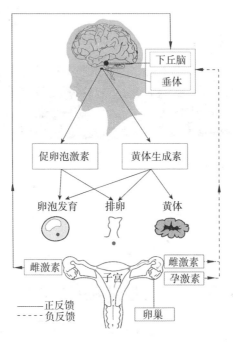

图 1-1 下丘脑-垂体-卵巢-子宫轴（H-P-O-U 轴）

中层领导，卵巢相当于生产线，而子宫则是消费者。当生产线的产品增加时，就会负反馈给中层及高层领导，生产指令就减少了；反之，当产品缺乏时，领导层逐级下发增加生产的指令。垂体这个中层领导与高层领导下丘脑之间也有类似的反馈机制，这种机制就是负反馈。子宫则是卵巢生产的产品的效应器官，"消费"着卵巢生产的产品，主要表现为子宫内膜的周期性变化。正常情况下，女性的卵巢能够提供成熟的卵子，这是妊娠的基础，也是被 HPO 轴精密调控的。每个月经周期，下丘脑分泌的促性腺激素释放激素（gonadotrophin releasing hormone，GnRH）直接作用于垂体，调控垂体合成并分泌自己的指令激素，即促性腺激素，包括卵泡刺激素（follicle-stimulating hormone，FSH）和黄体生成素（luteinizing hormone，LH），FSH 和 LH 又进一步调控卵巢这条生产线生产"终端产品"——雌激素、孕激素，而生产雌激素、孕激素的"工厂"在卵巢内的卵泡中。每个月月经来潮后，FSH 先升高，促进卵巢内的一群小卵泡簇生长发育，其中一般只有一个卵泡能够真正不断长大并最终成熟，在这个过程中卵泡生产的雌激素也逐渐增多，卵泡直径达到 18~23 mm 即为成熟卵泡，雌激素达到一定的高水平（通常 >200 pg/ml）就会正反馈给中层领导垂体分泌更多的 LH，形成一个 LH 峰，这个 LH 峰将促进卵子进一步成熟并诱发排卵。LH 峰是即将排卵的可靠标志，从开始出现至下降，共持续 48~50 小时（上升支约 14 小时，高峰持续约 14 小时，下降支约 20 小时），LH 峰后约 36 小时排卵。这就是促排卵和诱发排卵的理论基础，如"试管婴儿"[体外受精（in-vitro fertilization，IVF）] 技术中的促排卵，就是利用相对较大量的 FSH 来促使多个卵泡发育，而用人绒毛膜促性腺激素（human chorionic gonadotropin，hCG）来模拟 LH 峰以促使卵泡的最终成熟及排卵。

排卵环节十分重要，不仅能够提供受孕的卵子，还是医学上很多名词的分界点，如排卵前为卵泡期，排卵后为黄体期；排卵前子宫内膜为增生期，排卵后为分泌期（排卵前，雌激素使子宫内膜不断增厚，呈现增生状态而称为"增生期"；排卵后，孕激素使增生期的子宫内膜转化为"分泌期"，是为胚胎着床及继续妊娠做准备）。

接下来，排出的卵子和射入体内的精子相遇就需要由输卵管及子宫（含子宫体和子宫颈）搭建成的"鹊桥"来帮忙了。排出的卵子被输卵管伞端捡拾，并运送至输卵管壶腹部等待受精。性交时，男方射精后数千万的精子进入女性阴道，部分"精壮部队"能够游进子宫颈，穿越子宫，向上到达输卵管壶腹部与等待的卵子相遇，完成受精，形成受精卵。受精卵在输卵管内不断分裂，从卵裂期胚胎到桑葚期胚胎再到囊胚期胚胎，排卵后第5~6天已发育至囊胚阶段的胚胎到达子宫腔，如果子宫内膜已准备充分，并与囊胚发育同步，两者"对话良好"，将发生胚胎着床，此后继续发育至临床妊娠阶段，进而十月怀胎至分娩。如果输卵管不能正常捡拾及运输卵子或受精卵，则不能正常受孕，或可能引起异位妊娠，如卵巢妊娠、输卵管妊娠等，即俗称的"宫外孕"。

若没有受孕，排卵后2周，雌激素、孕激素水平下降，子宫内膜失去雌激素、孕激素的维持而脱落，月经来潮。大多数女性月经期持续3~7天。自此，下一个月经周期也立即开始，只要没有受孕，月经将周而复始，直至卵巢功能异常或卵巢衰竭。

因此，正常妊娠需要的是一个精密调控和相互协作的神经内分泌网络，需要下丘脑-垂体-卵巢-子宫的相互合作，其关键在于四者之间的"同步性"，而四者间的关系可以用图1-2形象地表示出来。"同步性"也是妊娠过程中的核心难题，即便在"试管婴儿技术"中，"同步性"研究也一直是难点及热点。

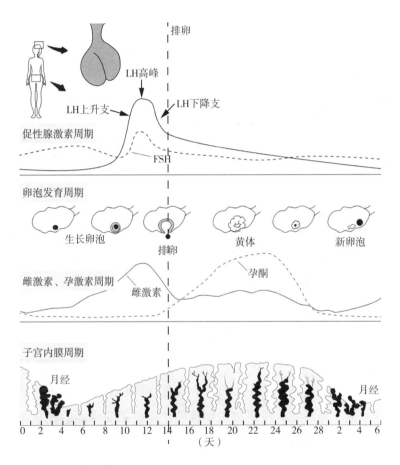

图 1-2 促性腺激素、雌激素和孕激素、卵巢卵泡发育及子宫内膜周期性变化及关系示意图

注：LH. luteinizing hormone，黄体生成素；FSH. follicle-stimulating hormone，卵泡刺激素

2 | 什么是不孕不育症?

在人群中,如果夫妇性生活正常且不避孕,1 年内妊娠的概率为 80%~85%;第 1 年未妊娠的夫妇第 2 年妊娠的概率约为 50%;2 年的累积妊娠率可达 90%。不孕症定义为育龄期女性,有正常性生活且未采取任何避孕措施,同居 1 年未妊娠者,或由于个人和(或)伴侣的生育力受损未妊娠者。其中,从未有妊娠史者称为原发性不孕症;曾有妊娠史者称为继发性不孕症。对应女性的不孕症,男性不能使妻子妊娠的情况常被称为不育症,以示区分。当女性虽然能受孕,但因各种原因导致流产、早产或死产而未能获得活婴的情况称为女性不育症。复发性流产就是一种常见且病因复杂、处理棘手的女性不育症。

还有很多人会问,怎样才算"正常性生活"?这一点非常重要,笔者曾经遇到过因从未性交而没有妊娠来求诊的夫妇。正常性生活包括正常性生活频率、男方勃起功能正常及射精功能正常 3 个方面。后两者是指男方的阴茎只有在勃起后才能够顺利进入女性阴道,最后完成在阴道内射精的过程。需要强调的是正常性生活的频率,一般为 2~4 天 1 次,每月 6~8 次,但在排卵期可适当增加性生活次数,如隔天 1 次。

某些特殊情况,因男女双方生育力受损导致不能受孕时,12 个月的等待毫无意义,应视为"不孕不育症"。常见的情况有女性严重的月经紊乱、严重的子宫内膜异位症、严重的输卵管问题或结扎/切除术后，以及男性先天性无精子症或严重的少精子症、弱精子症、畸形精子症等，这些将明确导致男女性生育力显著下降。

此外，还需强调，女性育龄窗口时间有限，生育力随着年龄增长而显著下降。女性>35岁，若夫妇正常性生活备孕6个月未妊娠时，或40岁以上，备孕3个月未妊娠时，应积极寻求生殖医师进行专业评估。

3 | 不孕不育症常见吗？

不孕不育症因其高发病率在全球被公认为21世纪的第三大疾病，已获得全球性关注。女性不孕症的发病率因国家、民族和地区不同而存在差异，同时也受经济水平、社会因素、环境因素及心理因素等影响。据文献报道，2007年英国东北地区31~50岁女性的1年不孕率为19.3%。2007—2008年，法国18~44岁女性的1年不孕率约为11%。2009—2010年，加拿大18~44岁女性的不孕率为16%。美国疾病控制与预防中心（Centers for Disease Control，CDC）的数据显示，15~44岁女性的不孕率约为6%。而我国女性不孕症的发病率并没有一个非常确切的统计数据，从现有的调查数据来看，公认的数据为10%~15%，不同地区发病率差异较大，部分地区可能会低至 5%，部分地区甚至可高达 20%。

　　总体上，全球不孕不育症的发病率有逐年升高的趋势。不孕不育症是常见的疾病，约 25% 的女性在一生中可能经历不孕。她们的受孕率及继续妊娠比例因年龄不同而有所差异。较年轻的女性中有 5%~15% 受不孕症的影响。有研究数据显示，超过 1/3 的 35 岁以上女性生育力下降，且这一过程不可逆转。40 岁以上女性的生育力显著下降，自然流产率超过 50%，自然妊娠并活产的概率<10%。

4 | 男女性育龄期有多久？男女性最佳生育年龄是什么时候？

　　自然情况下，无论男女，要实现正常生育，需要机体能够提供适合妊娠的生理状态，如女性能提供成熟卵子及能受孕的子宫，男性能提供成熟精子。因此，男女性的育龄期取决于男女性的生理状态。

　　女性生育时限很大程度上取决于女性卵巢内的卵泡池储备量和消耗速度。由于女性从胎儿时期就决定了其一生的卵泡数目，其卵泡数目在母体妊娠 16~20 周达到顶峰（600 万~700 万），然后卵泡不断闭锁，卵泡池不断消耗，至出生后卵泡数目约 200 万个，青春期约 30 万个，女性一生排卵为 400~500 个，见图 1-3。因此，

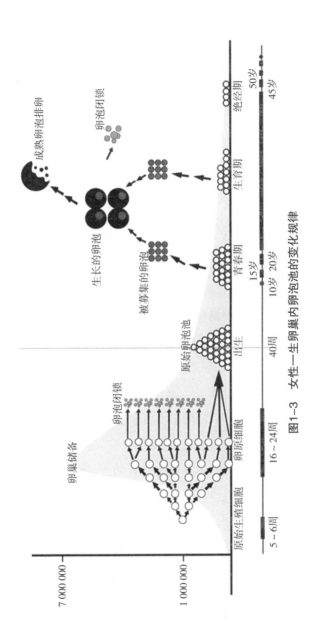

图1-3 女性一生卵巢内卵泡池的变化规律

女性的生育力并不是"可再生"的。女性通常在 11~15 岁月经来潮，月经来潮意味着女性卵巢功能周期性变化规律的建立，初潮后 2~4 年很多女性并不能有规律正常的排卵；而女性多在 50 岁左右绝经；因此，世界卫生组织规定女性的育龄期为 15~49 岁，历时 35 年。美国把育龄期女性的上限定为 44 岁，因为 45~49 岁的女性在生理上虽然有生育的可能，但实际生育甚少。但在一些发展中国家，如突尼斯、厄瓜多尔等，在 20 世纪 70 年代，45~49 岁的女性生育率分别高达 3.48%和 2.50%。联合国的人口统计把育龄期女性规定为 15~49 岁，与我国相符。对于男性，因精子可以不断再生，从理论上讲，男性终身都具有生育力。据文献报道，男性自然生育年龄最大为 93 岁，临床上较多见的高龄生育男性为 50 余岁。

对于女性，卵子质量将随着年龄增长而不断下降，相应的孕产妇及胎儿的并发症、孩子未来的健康问题将明显增加。对于男性，男性精子质量在 30 岁达到巅峰，然后持续至 35 岁左右，之后便会下降；且随着年龄继续增加，精子出现基因变异的比率大大增加，精子活动能力明显下降，将降低女性的受孕率，并可能影响孩子健康。因此，从医学角度出发，在最佳生育年龄生育可实现优生优育、降低各种并发症、提高出生人口素质。再结合社会经济学及教育学考虑，男女性有一定社会阅历及经济基础可能更有利于孩子的教育和成长。因此，综合国内外文献报道，我们推荐女性最佳生育年龄为 25~29 岁，适当扩大范围可为 20~34 岁，最好不要超过 35 岁！男性最佳生育年龄则为 30~35 岁，不超过 40 岁为佳。

（黄胡信　刘文娟　徐丽清）

第 2 章

不孕不育症的评估策略和检测项目

5 | 不孕不育症夫妇应就诊于哪个科室？需要看生殖科医师吗？

　　建议不孕不育症夫妇直接到专业的生殖科或生殖中心或生殖健康与不孕不育科就诊。在门诊总能遇到不少几经辗转后才到生殖中心求诊的患者，这期间可能等待了几年甚至 10 余年之久，也因此错过了更佳的生育年龄。这些患者既往可能去了妇科、产科、产前诊断科、中医科，或求诊于"江湖神医"。但普通妇产科一般仅进行一些常规检查，如阴道超声、性激素检查、监测排卵等；中医科甚至可不需要不孕不育症评估直接进行治疗。当然，肯定有夫妇能经非生殖专科医师治疗后妊娠，但不孕不育症的诊治涉及复杂的生殖内分泌学、胚胎学、生殖外科、男科、辅助生殖技术等方面，非生殖专科医师一般难以掌握和胜任，甚至有些是完全不了解的。所以推荐不孕不育症夫妇直接就诊于生殖科，或至少在非专科医师治疗未能获得妊娠后及时转诊至生殖科。此外，中医学博大精深，是治疗不孕不育症的重要补充及辅助手段，且目前国内不少生殖中心专门配有中医师及相应的中医治疗室，方便患者就诊。中西医结合治疗可以尝试。

6 如何选择适合自己的生殖中心？

近年来，不孕不育症的发病率逐渐攀升，我国生殖中心数量的递增速度也可证实这一情况。2007 年，全国共 102 家生殖中心；至 2016 年底，我国大陆共有 451 家生殖中心，台湾有 14 家生殖中心，香港有 5 家生殖中心，翻了 3 倍余。且经济发达地区的辅助生殖中心更多，推测不孕不育症的发病率可能更高。生殖中心根据能开展的辅助生殖技术，又可分为仅能开展人工授精的普通生殖中心和能同时开展各种人工授精及"试管婴儿"技术的生殖中心，而多数"试管婴儿"生殖中心只能进行普通"试管婴儿"技术，即第一代（IVF）和第二代［卵质内单精子注射（intracytoplasmic sperm injection，ICSI）］技术。截至 2016 年底，全国能做第三代技术［植入前遗传学诊断（preimplantation genetic diagnosis，PGD）/植入前遗传学筛查（preimplantation genetic screening，PGS）］的生殖中心仅有不到 40 家（可参考附录链接）。

当因男性因素需要供精治疗时，需要从人类精子库获得精子。根据我国国家卫生健康委员会的指导意见，各个省及直辖市允许建立 1~2 个人类精子库，而且必须设立在医疗机构内。截至 2016 年底，我国共有 23 家医疗机构设立了人类精子库（可参考附录链接），其中 21 家人类精子库配套有生殖中心，另外 2 家医疗机构仅设有人类精子库。人类精子库也可向其他医疗机构的生殖中心提供精子，如广东省妇幼保健院已与多家人类精子库合作，能够提供供精-人工授精及供精-IVF 治疗。

这几百家生殖中心，又该如何选择呢？患者可以参考交通便利性、助孕成功率、可能费用、开展技术种类及特色、医院及医务人员服务评价等指标，然后确定各项指标的优先级，如以交通便利性为主或以助孕成功率为主，综合分析，选择出最适合自己的生殖中心。这些信息可以通过线下或线上多种渠道获得，线下如医师特别是妇产科医师或生殖医师、朋友、患友；线上如信息更广更新的新闻媒体、专业的生殖医学公众号（各大生殖中心的公众号，如广东省妇幼保健院生殖中心微信公众号）及丁香园、好大夫、妇产科网、生殖医学空间等互联网平台。通过上述渠道，既可以获得相关生殖中心的概况和动态，也可以了解行业的发展动态，还可以了解各个医院和各个医师的医疗服务水平及患友评价。

但线上搜索各种信息也容易被误导，如很容易在网络上搜索到某些私人不孕不育医院或国外助孕机构等，这些机构并不是咨询和寻找不孕不育症治疗的优选。这些机构的很多工作人员并非专业人士而是中介，甚至是非法机构，存在价格昂贵、不透明、技术不成熟、操作不规范等问题，广大患者需要多了解、多侦察。网络上的帖子或患友亲自讲述的个人经历也不可全信，有些可能是杜撰，有些可能带有讲述者极大的主观性和倾向性，患者最好能亲自去考察。在我国，经批准建立的公立医院的生殖中心都是比较权威和安全可信的咨询之处。

作为生殖科医师，我们随时欢迎不孕不育症夫妇前来咨询，并愿以通俗的语言向患者解释病情和治疗方案，但现实往往因时间不足或知识的不对等性导致沟通效率有限。因此，我们希望所有不孕不育症夫妇都能够在就诊前主动了解一些生殖医学相关的科普知识，如生殖科的诊疗范畴、自己可能需要接受的治疗方案等，或能够在医师的诊疗过程中及时学习相关的科普知识。我们在诊疗时发现，在治疗前对不孕不育症治疗越了解的夫妇，其治疗中的压力就越小，成功率也更有保证。

目前，国内各大生殖中心的治疗流程及收费标准均大同小异，但不同生殖中心可能因医务人员的工作经验、治疗方案的选择、胚胎实验室的条件等不同，在助孕成功率上有一些差异。不孕不育症夫妇可以综合分析各个生殖中心的助孕成功率、口碑等指标后再做选择，当然初次就诊时可以根据就近原则选择生殖中心，先进行初步评估，然后酌情转诊。

7 不孕不育症的主要病因有哪些？

不孕不育症的病因大致分为女方因素、男方因素及不明原因。多项研究表明，女方因素占 40%~50%，男方因素占 25%~40%，男女双方因素占 20%~30%，不明原因约占 10%。

常见的女性不孕因素如下：①输卵管因素，约占女性不孕的40%，如输卵管病变（慢性炎症、积水等）、宫外孕术后、输卵管结扎或栓塞绝育术后及输卵管发育异常，以上情况可引起输卵管阻塞、黏膜和纤毛受损、蠕动障碍等，导致输卵管功能受损，引起不孕；其中输卵管积水可能通过影响精卵结合，降低子宫内膜接受胚胎的能力，机械性冲刷降低精子活动力等，导致不孕、胚胎着床失败或自然流产，即使"试管婴儿"助孕也不能避免。②排卵障碍，约占女性不孕的 40%，如多囊卵巢综合征、卵巢早衰、卵巢功能减退、先天性性腺发育不良、高泌乳素血症、甲状腺功能异常等；有些排卵障碍的病因是长期存在的，有些是动态变化的，不能作为唯一的、绝对的病因进行界定；对于月经周期紊乱、年龄≥35 岁、卵巢窦卵泡数目持续减少、长期不明原因不孕的女性，需要首先考虑排卵障碍的病因。③子宫内膜异位症，约占女性不孕的 10%，是一种比较常见的生殖内分泌疾病，其可能通过影响盆腔的解剖结构、子宫内膜功能、卵子质量等方面导致不孕。④子宫因素，如子宫内膜病变（子宫内膜炎、子宫内膜息肉、子宫腔粘连、子宫内膜结核等）、子宫肌瘤（黏膜下肌瘤影响较大）、子宫畸形等，可通过影响胚胎着床导致不孕或流产。⑤子宫颈因素，子宫颈是精子进入子宫腔的通道，子宫颈炎症、粘连、发育不良、肿物、黏液异常、位置异常等都可能导致不孕。⑥外阴、阴道因素，包括先天发育异常或后天创伤引起的结构异常，使得不能正常性生活进而导致不孕，还有严重的反复阴道炎者亦可引起不孕。

常见的男性不育因素如下：①精液异常，如无精子症、弱精子症、少精子症、畸形精子症等；②性功能异常，如外生殖器发育不良、勃起障碍或不射精、逆行射精等，精子不能正常射入阴道内均可造成男性不育。

不明原因不孕不育症是指男女双方均未查出目前已知的不孕不育相关原因，通常需要至少排除女性输卵管因素及排卵障碍、男性因素。如果女性能接受宫腔镜、腹腔镜检查术，不明原因不孕不育症的诊断将会更准确。不明原因不孕不育症还需要考虑精卵结合障碍，故在"试管婴儿"助孕中，针对这类人群可能会备选第二代 ICSI 技术以帮助受精。

8 不孕不育症夫妇，为什么男女双方都需要就诊？且更推荐男性先检查？

妊娠是男女双方共同完成的，虽然女性承担着孕育的工作，但任何一方有问题都可能导致不孕不育。问题 7 中已明确阐述了男女双方导致不孕不育症的原因，男方因素占比为 25%～40%，男女双方因素占比为 20%～30%。从数据上可以看出，男女双方在妊娠中都占据着重要地位，故评估不孕不育症的原因时双方均应就诊，并行生育力评估。但实际在面对不孕不育症时，大多数是女性主动先就诊或承担更多的压力和责任。近年来的国内外研究表明，由于环境、饮食、生活习惯等改变，男性精子质量总体呈下降趋势，男性因素导致的不孕不育症占比呈上升趋势。因此，男性必须进行检查！由于多数男性容易通过手淫获取精液，无创、快速、安全，而女性的输卵管检查具有侵入性且存在感染风险，测排卵需耗时至少一个月经周期，故生殖医师多会建议让男性先检查，特别是对于原发性不育者（从未使女性妊娠过的男性）。但即使是曾让女性妊娠特别是活产的男性，也可能在各种不良因素的作用下，精子数目和质量下降，引起不育，即继发性不育者，如经常泡温泉或高温作业的男性、炎症感染导致输精管阻塞者等。

9 男女双方生育力评估需要做哪些检查？

生育力评估主要是对育龄期夫妇的病史、职业、饮食、居住环境，女性的排卵情况、输卵管功能及卵巢功能，男性的精液情况等进行的系统评估。根据系统评估后得出的资料，以判断其生育力情况、其自然生育的可能性或其助孕成功的可能性。生育力评估也是评估不孕不育症原因的主要手段。

女性的主要检查项目包括妇科超声、血清性激素测定及输卵管通畅性检查（如子宫输卵管造影或腹腔镜手术等）。更重要的是，女性的检查需要配合月经周期，因为每个月经周期不同时间女性的性激素水平及子宫、卵巢状态均有所不同。男方的检查相对较少，主要是精液检查。

医师可以通过妇科超声了解女性子宫和卵巢的情况，由于阴道超声分辨率高，无须憋尿，生殖科多采用阴道B超，但对于无性生活者还是需要采用腹部B超或肛门超声。超声可以发现子宫的病变，如子宫肌瘤、子宫内膜息肉、子宫畸形、子宫腔粘连等；可以了解卵巢的位置、大小、代表卵巢储备功能的卵泡数目（窦卵泡数目），还能发现卵巢的病变，如卵巢子宫内膜异位囊肿（俗称"卵巢功克力囊肿"）、卵巢畸胎瘤或卵巢恶性肿瘤等。定期的超声检查可以了解卵泡的发育、排卵及子宫内膜状况。

血清性激素测定在月经周期的不同时间有不同的意义。一般在月经第2~4天检查的是基础性激素，常联合年龄及窦卵泡数反映卵巢储备功能；卵泡期的性激素测定（常检测雌激素、孕激素及黄体生成素）能反映卵泡的生长及成熟情况；黄体期的性激素测定（常检测雌激素、孕激素）能反映黄体功能。当月经不规律时，性激素测定还能判断是否有排卵、是否需要药物催经或调整月经周期等治疗。雄激素测定能反映出是否有高雄激素血症、是否可能是多囊卵巢综合征。另外，甲状腺激素和泌乳素与妊娠密切相关，相关激素的测定有利于全面了解女性的内分泌状况。

输卵管通畅性检查、腹腔镜和宫腔镜检查术详见问题12、13、14。需要注意的是，进行腹腔镜或宫腔镜检查术时，需要术前完善常规检查，如血常规、尿常规、血型、传染病、凝血功能、心电图、白带常规、肝肾功能、hCG 等。术前检查正常才可行后续的宫腔镜或腹腔镜检查术。

男方检查主要是精液分析（见问题 39），包括精液量、精子浓度（精子计数）、活动精子百分比（精子活力）及正常形态精子百分比（精子形态学）等。此外，还有一些精子功能检查，如精子顶体反应和低渗肿胀试验，可用于预测精子使卵子受精的能力。

10 | 什么是卵巢储备？该如何测定？有何意义？

卵巢储备是指女性卵巢皮质内含有的原始卵泡生长、发育、形成可受精的卵母细胞的数目和质量的潜在能力，反映了女性的生育力。卵巢内存留的卵子数目和质量下降，进而导致生育力下降，称为卵巢储备降低（diminished ovarian reserve，DOR）。卵巢内剩余原始卵泡的多少，即原始卵泡池的大小，决定了卵巢的储备能力。女性卵泡池一直在不断耗竭，在母亲子宫内，卵泡从胎儿期就开始不断闭锁。

卵巢储备受多种因素影响，如女性年龄、遗传、卵巢手术史（如卵巢子宫内膜异位囊肿剔除术）、接触化学或放射性物质、心理因素、生活作息等。常用于评估卵巢储备的指标主要有以下几个。

（1）年龄：年龄是衡量生育力最重要的指标，随着年龄增长，卵巢原始卵泡池逐渐耗竭，卵子质量不断下降，卵子染色体异常率（尤其是非整倍体率）明显增加。20~30岁卵巢储备最佳，30岁以后卵巢储备逐渐下降，35岁以后明显下降，37岁进一步加剧，40岁后直线下降（见问题4）。随着年龄增长，自然流产率增加，>35岁的女性达30%，>40岁的女性高达50%以上。但卵巢储备的个体差异很大，特别是在卵泡数目上，不少年轻女性卵泡数目已显著下降，而有些女性在40岁以后仍有较多卵泡；但年轻女性的卵子质量总体是优于高龄女性的。因此，对于卵巢储备减退的年轻女性，短期期待自然妊娠是可行的，若未孕可适时助孕治疗。

（2）基础窦卵泡数：基础状态下（通常指月经期），阴道超声下对窦卵泡（直径为2~9 mm的卵泡）的计数是目前预测卵巢储备敏感且特异的单个指标。

（3）基础FSH、基础LH及基础雌二醇（estradiol，E_2）水平：①基础水平通常是指在月经第2~4天抽血测定的FSH、LH、E_2水平，当FSH水平<10 U/L，多提示卵巢储备正常；当FSH处于10~15 U/L，提示卵巢储备下降；当FSH>25 U/L，则为早发性卵巢功能不全；当FSH>40 U/L，提示卵巢衰竭。需要注意的是，基础FSH水平在不同的月经周期可能有波动，故当出现FSH升高或与其他指标不相符时应间隔至少1个月重复测定，才能明确诊断。②FSH/LH是反映卵巢功能的另一个常用指标，基础FSH/LH比值升高，提示卵巢功能减退；若FSH/LH比值>2.0，即使基础

FSH 水平正常但 LH 水平相对降低，也预示着卵巢储备降低，促排卵时卵巢容易出现低反应。③基础 E_2 水平升高早于基础 FSH 水平升高，当 $E_2>80$ pg/ml，提示卵巢储备下降；在卵巢功能减退早期，基础 E_2 水平往往升高，有些甚至能达到 200 pg/ml 以上，提示月经期即存在成熟卵泡，此时卵泡与子宫内膜不同步，往往难以受孕。随着年龄增长和卵巢功能逐渐衰退，就会出现高 FSH、LH 和低 E_2 的状态。

（4）抗苗勒管激素（anti-Mullerian hormone，AMH）：由卵巢内小卵泡的颗粒细胞产生，反映了可被募集生长的卵泡池的储备。现有研究表明，AMH 较 FSH、LH、E_2 能更敏感地预测卵巢储备。AMH<1.1 ng/ml 预示着卵巢功能减退。在问题 11 中将进一步介绍 AMH。

评估卵巢储备的意义又何在？我们知道，女性每个月经周期一般只有一个卵泡能从发育的卵泡簇中脱颖而出，不断发育成熟并排出卵子；其他被募集的卵泡则将闭锁。"试管婴儿"技术中常用的控制性促排卵治疗，原理在于利用含 FSH 的促排卵药物来拯救卵泡簇中的其他面临闭锁的卵泡，促使多个卵泡发育并成熟，以期一个促排卵周期能够获得多个可利用的成熟卵子，进而在体外获得多个可利用的胚胎，提高单次促排卵治疗的效率和成功率。一般卵巢储备与年龄呈负相关，而且能预测卵巢对促排卵药物的反应性，指导临床上药物剂量和促排卵方案的选择，是生殖医师最关心的重要指标之一。卵巢储备正常的女性，常表现为卵巢正常反应，即可以用中小剂量的促排卵药物获得适量的卵子

（通常为 6～15 个），成功率相对较高。而对于卵巢储备降低的女性，常表现为卵巢反应低下，即使使用大剂量的药物也只能获得少量卵子（通常 5 个以下），成功率相对较低，还可能需要多个促排卵周期累积胚胎再行移植。

11 什么是抗苗勒管激素？它是女性及卵巢的计时器？

抗苗勒管激素（AMH）是由围绕在卵子周围的颗粒细胞所分泌的一种激素，而且由卵巢小卵泡（初级卵泡、窦前卵泡和小窦卵泡）的颗粒细胞分泌，可以直接反映可被募集生长的卵泡池的储备——卵巢储备，被认为是控制卵泡募集的"守门员"。AMH 低多提示卵巢内的卵泡池或卵子总数少；反之，则提示卵巢储备良好，甚至是多囊卵巢。研究显示，AMH 在女性 18～29 岁维持在一个相对静止的水平，30 岁以后开始快速下降，近绝经期几乎为零。与之相比，FSH 水平在女性 29～37 岁没有明显变化。因此，AMH 较 FSH 能更好地评估卵巢储备。2014 年，一项包括 2200 例女性的研究发现，不管是否为多囊卵巢综合征女性，其 AMH 均值均随着基础卵泡数和 LH 的增加而增加，随着年龄、FSH 和体重指数的增加而下降，每年 AMH 均值下降幅度约为 0.1 ng/ml。还有研究表明，AMH 值在一定程度上可以预测绝经年龄。这些均提示 AMH 随着年龄增长而逐渐下降，故可称之为女性的"计时器"。而 AMH 的绝对值直接反映的是卵巢储备，故也是卵巢的"计时器"。

此外，目前主流观点仍认为 AMH 水平不受月经周期的影响，可以在月经周期任何一天抽血检测。但也有些研究发现，AMH 在月经周期存在波动，还有某些药物如避孕药、达菲林等可能影响 AMH 水平。

总之，AMH 是目前所有生物学指标中预测卵巢储备最敏感的指标，但由于检测试剂和测定方法等目前尚无统一的国际标准，其预测的准确性和临床应用受到一定限制。临床上，医师多会结合女性年龄、AMH、基础 FSH、E_2 或基础窦卵泡数来更全面地评估卵巢储备。

12 | 输卵管通畅性检查有哪些？如何选择？

输卵管通畅性检查包括输卵管通液术、子宫输卵管造影术、宫腔镜下输卵管插管通液术、腹腔镜手术、输卵管镜检查术。输卵管通液术由于主观性强、准确性低，除非医疗条件有限的地区，目前多被弃用。输卵管镜检查术可以直视输卵管腔及黏膜问题，同时可以进行治疗，但由于费用高昂、普及率低，国内很少开展。子宫输卵管造影术仍是目前首选的检查方法。该方法将造影剂注入子宫腔，在一定压力下造影剂依次经过子宫腔及输卵管，再到输卵管伞部，然后排入盆腔，以此来了解子宫腔和输卵管的形态、位置，观察输卵管是否通畅（图2-1）。根据显影方式和造影剂不同，可分为X线下的碘油或碘水输卵管造影术和超声输卵管造影术（图2-2，图2-3），三者的准确性相近。但现有的研究表明，对于子宫腔异常更推荐超声造影（其准确性更高）；而就造影术本身对输卵管的治疗作用，更推荐X线下碘油造影。由于卵子的发育周期约需3个月，X线下子宫输卵管造影术后，理论上最好避孕3个月；但造影所用的X线剂量较低，造影剂的不同导致在避孕时间上仍存在争议。一些专家认为X线下碘水造影在术后第1个月经周期即可试孕。超声造影由于没有射线，造影剂易代谢吸收，术后第1个月经周期即可试孕。而且由于造影术对输卵管有一定的疏通作用，往往术后尽早试孕可能更容易妊娠。

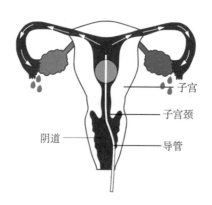

图2-1 输卵管通畅性检查

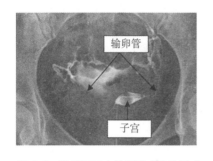

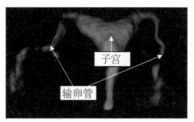

图2-2　X线下子宫输卵管碘水造影术　　图2-3　超声子宫输卵管造影术
注：箭头表示双侧通畅　　　　　　　　注：箭头表示双侧通畅

　　宫腔镜检查联合输卵管通液术也能在一定程度上判断输卵管的通畅性，因其不能明确输卵管的具体走行及阻塞部位，诊断仍带有较多的主观性，不作为输卵管通畅性检查的首选，更适用于合并有子宫腔异常需要先处理或需行宫腔镜、腹腔镜联合检查等情况。

　　腹腔镜下输卵管逆行通液术是诊断输卵管通畅性的"金标准"，但由于其价格昂贵和有创性，并不作为首选检查方法。多适用于有盆腔异常（如输卵管异常、盆腔粘连、子宫内膜异位症等）且多期待自然妊娠需要行腹腔镜或联合宫腔镜检查术的女性。

　　综上所述，子宫输卵管造影术是女性不孕症中输卵管评估的首选方法。除已接受诊断性腹腔镜检查的女性外，即使已经明确是男性因素导致不育症需行 IVF 助孕时，仍推荐女性尽量都接受这个简单的检查，评估输卵管状况，排除可能存在的输卵管积水等问题，以最大可能改善妊娠率。现实中，出于经济因素、子宫输卵管造影术为侵入性检查可能出现感染等风险及时间成本的考虑，不少接受 IVF 助孕的女性并没有进行输卵管通畅性检查。

13 | 什么是腹腔镜检查术？什么情况下需要做该手术？

腹腔镜是一种带有微型摄像头的内镜器械。腹腔镜手术就是利用腹腔镜及其相关器械进行的一种微创手术（常用器械见图 2-4），常需要住院治疗。很多疾病都可以利用腹腔镜手术进行治疗，如肝胆、胃肠道、妇科疾病。不同部位的手术，切口位置会稍有不同，下面介绍的是妇科腹腔镜手术。

常规腹腔镜检查术（图 2-5）在全身麻醉下，先于脐部切一个小口，使用气腹针往腹腔内充入二氧化碳气体形成气腹。然后使用套管针通过切口穿刺进入腹腔，通过套管置入腹腔镜镜头，直视下对子宫、输卵管、卵巢、阑尾及其他腹腔脏器进行仔细检查。如果镜下发现病变，需在腹部再行 2、3 个小切口，置入腹腔镜的其他操作器械，如吸引器、钳子、剪刀、单双极的电刀、超声刀等，进行下一步手术处理病变（例如，分离盆腔粘连，恢复正常盆腔结构；剔除异常卵巢囊肿、子宫肌瘤；电灼子宫内膜异位病灶等）。随着微创理念的不断更新，只有脐部一个小切口的单孔腹腔镜检查术（图 2-6）逐渐得到广泛应用，通常不孕症相关的腹腔镜手术并不复杂，非常适合使用单孔腹腔镜检查术。

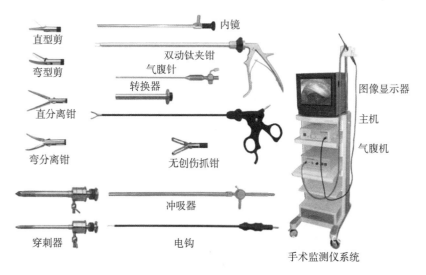

直型剪

弯型剪

内镜

双动钛夹钳

气腹针

转换器

直分离钳

弯分离钳

无创伤抓钳

图像显示器

主机

气腹机

穿刺器

冲吸器

电钩

手术监测仪系统

图 2-4　腹腔镜手术成套器械

注：临床上穿刺器多为一次性，方便、快捷

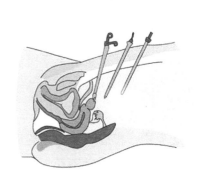

图 2-5　常规腹腔镜检查术示意图

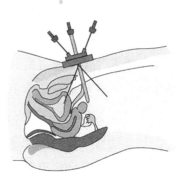

图 2-6　单孔腹腔镜检查术示意图

腹腔镜手术还可以行输卵管逆行通液术，稀释后的亚甲蓝液体通过子宫腔，逆行至输卵管，腹腔镜下观察输卵管伞端是否有亚甲蓝液流出，以亚甲蓝液能走行到的位置判断输卵管是否通畅及阻塞部位，这是目前输卵管通畅性检查的"金标准"。如果输卵管通畅，但输卵管位置因粘连改变，手术中可以进行盆腔粘连松解术；如果输卵管轻度积水或伞端挛缩、扭曲变形或闭锁，可行输卵管造口或整形术；如果输卵管近端阻塞，尤其是间质部阻塞，可行输卵管介入复通术。上述手术都可以帮助改善女性术后的妊娠率。

因此，从腹腔镜手术能解决的问题来看，不孕症是腹腔镜手术的适应证之一，适用于输卵管因素性不孕、子宫内膜异位症性不孕、巨大子宫肌瘤、不明性质的卵巢肿物等情况。

但腹腔镜不是万能的，有些病变如卵巢巨大囊肿、怀疑癌变的卵巢囊肿、位置深的子宫肌壁间肌瘤，更适合行开腹手术。开腹手术较腹腔镜手术创伤大、术后恢复时间长、盆腔粘连发生率高。腹腔镜手术并发症少，主要包括肠道、膀胱及血管的副损伤，如果损伤严重可能需要开腹手术进行修补，严重者甚至可能危及生命，但这些都比较罕见。因此，一般对于不孕症女性首选的手术治疗是腹腔镜手术。

此外，随着 IVF 的不断进步及广泛应用，腹腔镜检查术的应用较往年有所下降。但腹腔镜仍是子宫内膜异位症性不孕、轻度输卵管性不孕、不明原因不孕女性期待自然受孕最有效的治疗方法。IVF 进行前患者的一些妇科问题，如输卵管中重度积水、巨大卵巢子宫内膜异位囊肿（俗称"巧克力囊肿"）或巨大子宫肌瘤压迫内膜等情况建议先行腹腔镜手术处理，这样有利于改善盆腔及子宫腔环境，改善 IVF 助孕结局。

14 什么是宫腔镜检查术？我需要做吗？宫腔镜检查术和超声子宫腔检查术、子宫输卵管造影术有何区别？

宫腔镜同腹腔镜一样，也是一种带有微型摄像头的内镜器械。宫腔镜检查术就是利用宫腔镜及其相关器械进行的一种经自然腔道（阴道、子宫腔）的侵入性手术（图 2-7），可以用于诊断及治疗子宫腔内病变。诊断性宫腔镜可以在局部麻醉或全身麻醉下进行，且多在门诊就可以进行；但治疗性宫腔镜需要在全身麻醉下进行，多需要住院治疗。宫腔镜检查时，医师将宫腔镜经阴道、子宫颈进入子宫腔内，使用液体扩张子宫腔，镜下观察子宫腔情况。如果发现病变，可通过器械切除子宫腔粘连、息肉或黏膜下肌瘤等。

宫腔镜操作方便，并发症少，是诊断子宫腔病变的"金标准"，同时能去除子宫腔病变，达到改善子宫内膜容受性（子宫内膜接受胚胎的能力）的目的，以期改善妊娠率，在不孕症的治疗中得到越来越多的应用。宫腔镜检查术常应用于经 B 超初步筛查发现子宫腔可疑病灶、子宫异常出血、高龄或有子宫内膜异常

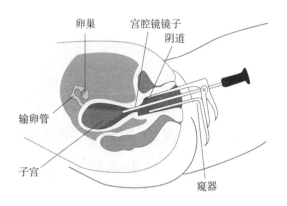

卵巢　　　　宫腔镜镜子
　　　　　　　　　　阴道

输卵管

子宫

窥器

图 2-7　宫腔镜检查术示意图

增生风险病史等情况。也有研究支持无论是否有子宫腔异常，行宫腔镜检查都有助于改善子宫腔环境、提高妊娠率。因此，许多生殖中心对需要行 IVF 助孕的女性常规给予宫腔镜检查。其并发症主要有感染、出血、子宫穿孔、邻近器官损伤、水中毒等，罕见危及生命的严重并发症。

　　超声子宫腔检查术是将导管通过子宫颈插入子宫腔内，通过导管往子宫腔内注入无菌生理盐水，在超声下观察子宫腔形态的操作，可以发现子宫内膜息肉、黏膜下子宫肌瘤及子宫腔粘连等。子宫输卵管造影术和超声子宫腔检查术类似，也能够发现子宫腔病变，但两者都是检查手段，均无法处理子宫腔异常，且均对高发病率的子宫腔粘连准确性有限。因此，在可疑子宫腔病变时首选宫腔镜检查术，因为能同时进行处理；若评估输卵管通畅性，则首选子宫输卵管造影术。

15 | 什么是淋球菌、衣原体、支原体感染？会导致不孕症吗？

生殖道炎症是不孕症的常见病因之一，患病率高，包括易复发的各种阴道炎、子宫颈炎、子宫内膜炎、输卵管炎、卵巢炎及盆腔腹膜炎。常见的病原体有：①主要通过性传播的淋球菌、衣原体及支原体；②来源于阴道内寄生的微生物，如各种需氧菌和厌氧菌。阴道炎可影响阴道内精子的活动力而导致暂时性不孕症，一般经过正规治疗能好转。但淋球菌、衣原体及支原体容易经过子宫颈、子宫进入输卵管，导致输卵管炎症损伤，而且容易慢性化，进而引起不孕症。

淋球菌感染（即淋病）多表现为出现黄色脓性分泌物，可伴盆腔疼痛和发热。衣原体（如沙眼衣原体）感染多没有明显的临床表现，少部分亦可出现上述症状。支原体是机会性致病菌，在健康人群中检出率很高，故支原体阳性人群中多数无明显症状，也可表现为子宫颈炎、尿道炎、子宫内膜炎及输卵管炎等。支原体种类繁多，与不孕症关系密切的是解脲支原体，临床上多进行这项检查。但解脲支原体感染是否损伤生殖道或引起流产仍存在争议，部分医院并不常规检测解脲支原体。

性传播疾病需要男女双方同治，针对上述 3 种病原体感染的情况，夫妇同治是基本原则，尤其是淋球菌及衣原体感染。常用的药物有阿奇霉素和多西环素，用药周期为 7～10 天。近年来，不合格的卫生巾、卫生护垫，消毒不好的公用马桶、浴巾、游泳池都可能导致这些病原体的传播，尤其是支原体。另外需要强调的是，通常认为子宫颈分泌物检查发现支原体阳性并不代表不忠或性行为不洁。

16 | 不孕不育症会找不到病因吗？

问题 1 介绍了正常妊娠的生理过程，从能否正常排卵、精子质量是否足够、子宫颈及子宫腔是否利于精子穿过、输卵管是否通畅、精子和卵子是否能够正常受精，再到子宫腔是否适于胚胎着床及继续妊娠，这些过程中的任何一个环节出问题都可能导致不孕不育症。问题 9 中介绍了不孕不育症需要评估的检查项目，通过这些项目很多夫妇都能发现原因。但仍有约10%的不孕不育症夫妇在目前有限的检查手段下不能明确病因。不孕不育症的明确诊断有赖于女方行腹腔镜检查术，但由于该手术的有创性及高额费用等原因，并不能被很多女性接受。因此，一般认为在排除排卵障碍、输卵管异常及男方精液异常后可初步诊断为"不明原因不孕不育症"，其原因可能包括免疫性不孕、精卵结合障碍、精卵输送功能异常、子宫内膜与胚胎不同步等。虽然无法明确病因，但并不意味着不孕不育症无法治愈。例如，不少患者可以通过人工授精妊娠，若人工授精失败，还可以行"试管婴儿"助孕。尤其对于那些长期（≥3年）的原发性不孕不育症（从未妊娠过）夫妇，精卵结合障碍的可能性明显升高，也可能为精子和（或）卵子有问题。这类人群行 IVF 助孕的受精失败率高达 20%，而其他人群约为 2%。近年来，为预防并降低受精失败，多数生殖中心会采用短时受精的方式，即备用 ICSI 或直接行 ICSI 或 half-ICSI（一半卵子行 IVF 受精，一半卵子行 ICSI）助孕（见问题 61）。

17 性交后精液外流正常吗？会影响妊娠吗？

正常男性一次射精量应>1.5 ml，通常为 2~6 ml，这些精液主要由精浆和精子构成，占比分别约为 90% 和 10%。精浆由附睾、精囊、前列腺、尿道球腺和旁腺的分泌液组成，它是精子从男性生殖道传送到女性生殖道的运载工具，也是一种缓冲物质。偏碱性的精浆可中和阴道分泌液的酸度，保护精子免受损害。精浆中的一些成分如果糖等还可为精子提供营养和能量，并保持一定的渗透压，有利于精子的存活。精子离不开干净的、有营养的精浆。射精后，阴道内的精子先储存在阴道后穹隆，有活力的精子迅速上游进入子宫颈黏液并储存起来，精子在这里最长可以存活 5~7 天，这时子宫颈黏液成了精子的"供应厂"。随后精子通过子宫腔进入输卵管，并在输卵管壶腹部和卵子相遇并结合，这个过程最快可能只需要几分钟。在性交结束后，阴道自然闭合，容量减小，而留在阴道内的精浆及那些活力欠佳、畸形的不能通过子宫颈的精子因不能被阴道吸收，在性交结束后随着阴道闭合、容量变小而被排出体外，同时还伴有性兴奋时女性生殖道产生的液体。

精液的流出时间与性交时的体位、阴道容量的大小、精液量的多少及精液射入的部位等有关。性交时，阴道与水平位置构成的角度小，由于重力作用精液也较易流出体外。如果女性的阴道容积较小，或男性射出的精液量较多，射入的部位又浅（如一些尿道下裂患者射精过浅），则容易出现精液过早外溢的现象。还有极少数的情况，如存在阴道或子宫脱垂、解剖关系的改变，可能导致性交后射出的精液不能接近子宫颈。但是脱垂仅出现于有多次阴道分娩史的女性，正常女性极其罕见。因此，性交后精液流出是正常现象。

那么，性交后精液流出是否会影响妊娠？因为这种情况属于正常现象，对于大多数夫妇，并不会降低妊娠的概率。但对于那些不易受孕、精液过早排出或精子数目及活力欠佳的夫妇，为了保证尽可能多的精子进入子宫颈，性交后可适当抬高臀部，以增加受孕的概率。

18

许多不孕症女性都做了子宫内膜活检，为什么需要做这个检查？应该什么时候做？

子宫内膜活检是指取适量的子宫内膜行病理学、免疫组织化学、基因组学等检测，以明确子宫内膜是否有息肉、炎症或感染、异常增生、癌症，是否对激素敏感，还可以评估子宫内膜接受胚胎的能力（子宫内膜容受性）。由于子宫内膜在一个月经周期经历了月经期、增生期和分泌期，病理表现差异明显。因此，子宫内膜活检能判断是否排卵、是否有影响妊娠的病变、子宫内膜发育时期是否与卵子发育不同步等问题。

子宫内膜活检曾经是不孕症的常规检查之一，由于医学研究的进步，子宫内膜活检作为一种有创性操作，目前多用于有子宫内膜异常增生或子宫内膜癌高危因素、B 超发现子宫内膜异常回声、子宫异常出血、接受 IVF 助孕特别是多次助孕失败的女性。子宫内膜异常增生或子宫内膜癌的高危因素包括多囊卵巢综合征、肥胖、糖尿病、月经不规律、长期服用雌激素制剂但无孕激素对抗等。

子宫内膜活检可以通过宫腔镜下定点取材或搔刮取材，也可以直接行搔刮术；活检术可在麻醉下进行，也可以不麻醉，大多数女性都能耐受。活检通常在非经期进行，如卵泡期行宫腔镜检查的同时行活检；但若想了解子宫内膜容受性最好在排卵后 5~7

天进行。现在也有不少生殖中心安排患者在经期活检，主要于 IVF 助孕中经期子宫内膜过厚时行搔刮活检术，有利于子宫内膜更完全剥脱后的同步生长，以期改善妊娠结局。

19 什么是性交后试验？我需要做吗？

性交后试验是检查子宫颈黏液功能、精子存活率和穿透力及精子与子宫颈黏液相互作用的常用方法，能够辅助诊断子宫颈性不孕。性交后试验的检测时机为排卵期，一般通过 B 超监测排卵及 LH 水平，在 LH 峰出现、卵泡成熟时安排性交，并在性交后9~14小时于医院进行检测。具体操作方法：用阴道窥器撑开阴道，取阴道后穹隆液检查有无活动精子，有精子证明性交成功。然后在子宫颈管内取子宫颈黏液涂于玻片上镜检。每一玻片观察3~5个视野并计数活动精子数目，阳性（正常）即活动精子数>20个/高倍视野，阴性（异常）即活动精子数<5个/高倍视野。

性交后试验正常的不孕不育症夫妇可排除女性子宫颈因素、男性精子存活率和穿透力等相关因素导致的不孕不育症。性交后试验阴性时，应具体分析导致阴性的其他原因，如排卵时间掌握得不准确、子宫颈炎症、免疫抗体异常、子宫内膜异位症、子宫颈解剖异常、男性因素等。结合尿 LH 或血 LH 检测可选择最佳时机，同时可进一步做精子子宫颈黏液接触试验作为辅助检查。然而，性交后试验的重复性较差，对不孕不育症夫妇的评估价值有限。例如，性交后试验未发现存活精子的女性却成功妊娠。

因此，当不明确不孕不育症的病因时，可使用性交后试验辅助排查，但不能因性交后试验阴性而给自己太大的精神压力，必要时可行人工授精助孕。

20 生殖医师如何制订诊疗计划？

每对不孕不育症夫妇的治疗计划都是个体化的。首先，生殖科医师会对夫妇双方的不孕不育情况进行全面评估，通常包括妇科超声检查、卵巢储备功能评估、输卵管通畅性评估（子宫输卵管造影术或腹腔镜检查术）、精液分析和多种血清性激素测定等。通过这些检查，结合夫妇的年龄，特别是女性年龄，预测妊娠的成功率，获得活产的预计时间，再结合经济因素及患者夫妇的意愿等，生殖医师会建议夫妇选择适合的治疗方案，包括期待治疗、用或不用促排卵药物的指导性交或人工授精、IVF 或 ICSI 或 PGD/PGS 等。当然，医师多会告知不孕不育症夫妇放松心情，释放精神压力，这样"好孕"才会更容易降临。

21 不孕不育症的治疗费用是多少？保险能否报销？

不孕不育症的治疗费用已成为国家重大卫生支出之一，费用因治疗方案不同而有较大差异。辅助生殖助孕技术比较容易统计各项治疗费用，各种助孕方式的费用因国家而不同，而同一国家不同医院的费用基本上差异不大。据不完全统计（均不含中介也不含旅游住宿费用），中国香港地区医院官方网站显示单次"试管婴儿"助孕全过程大约需70 000港元；中国澳门地区医院约需120 000元人民币。泰国为4000~6000美元，美国为20 000~30 000美元。

在我国内地，生殖中心进行的不孕不育症检查及治疗尚不在医疗保险的报销范围之内，以后随着政策变化可能会有所改变。不同生殖中心的费用可能稍有差别，一般人工授精助孕（含前期检查费用）共需3000~6000元/周期，控制性促排卵周期的IVF助孕费用在30 000~50 000元/周期，费用多少与所使用的促排卵方案，促排卵药物的种类及剂量，相关的操作如ICSI、辅助孵化、胚胎冷冻及PGD/PGS等相关。当有胚胎剩余需要冷冻起来时需缴胚胎冷冻及保存费；当行冷冻胚胎移植时通常需要3000~4000元/次；若需要再次促排卵时，除部分前期检查外，大部分费用需要重新计算。

（刘凤华　李　莉　徐丽清）

第 3 章

多囊卵巢综合征

22 为什么月经会不规律？

正常情况下，女性月经是周期性的，出血的第 1 天为月经周期的开始，2 次月经第 1 天的间隔时间称为一个月经周期，一般为 21~35 天，平均 28 天。

最常见的月经周期是 28 天。通常，一个月经周期，仅有一个卵泡发育成熟。这个卵泡需要 2 周才能成熟，最后排卵。卵子排出后，在输卵管壶腹部等待与精子相遇并结合形成受精卵；受精卵随着输卵管纤毛的运动被运送到子宫，若受精卵顺利着床，则月经不会来潮，即成功妊娠。若卵子没有受精或受精卵没有着床，则没有妊娠，这样在排卵后 12~16 天月经即会来潮。研究显示，无论月经周期何时排卵，从排卵到月经来潮均需 14 天左右，再加上卵泡发育所需的 14 天，共 28 天，这就是经典的月经周期。

因此，如果一位女性的月经不规律且不可预测，那么理论上，她很可能不会正常排卵。影响排卵的原因可分为两大类：卵巢问题和大脑调控卵巢的信号通路异常。问题 1、10 和 11 已经介绍了卵巢储备的概念，它是指卵巢产生卵子数目和质量的潜能，反映了卵巢的功能。如果月经不规律是由于卵巢内没有卵泡了（"粮仓"空了），卵巢分泌的雌激素将非常低，向大脑负反馈不足，将导致垂体分泌更多的 FSH。因此，FSH 升高意味着女性的卵巢储备功能减退。如果 40 岁以前出现绝经，那就是卵巢早衰。由于检测试剂及参考标准的差异，不同实验室对 FSH 升高的界定亦存在差异。一般认为，FSH 处于 10～15 U/L 意味着卵巢储备功能减退；若>40 U/L 则意味着卵巢早衰，这时卵巢周期失去规律性，月经就会不规律。

如果一位女性有正常的卵泡储备但月经却不规律，那肯定是其他地方出了问题。大多数情况是由于大脑及卵巢之间的"沟通"异常，导致相互协调、精密合作促进卵泡发育的激素调控网出现了"故障"。进一步细分，其中大多数女性是由于患有多囊卵巢综合征（polycystic ovarian syndrome，PCOS）（见问题23），部分可能是由于甲状腺激素或泌乳素升高或功能异常引起，还有可能与精神心理、生活方式、体重改变等有关。

因此，月经不规律时，女性朋友们需高度重视，青春期的女性亦应重视，及时到医院就诊，以尽早发现异常，并预判其对生育的影响。

23 | 什么是 PCOS？

PCOS 是一种常见的生殖功能障碍性疾病，在我国困扰着 6%~8% 的育龄期女性。由于 PCOS 临床表现差异很大，病因及发病机制至今不明确。目前，国际上通用的诊断标准是 2003 年欧洲人类生殖与胚胎学会（European Society of Human Reproduction and Embryology，ESHRE）和美国生殖医学学会（American Society for Reproductive Medicine，ASRM）召开的 PCOS 国际协作组专家会议制定的 PCOS 国际诊断标准，具体如下。

（1）稀发排卵或无排卵：常表现为初潮后 2~3 年不能建立规律月经、闭经（停经时间超过 3 个以往月经周期或 ≥6 个月）、月经稀发（周期 ≥35 天及每年 ≥3 个月不排卵者）、不规则子宫出血。

（2）高雄激素临床表现（如多毛、痤疮等）和（或）高雄激素血症（血液中雄激素水平增高）。

（3）超声下卵巢呈 PCO 样改变：单侧或双侧卵巢有 ≥12 个直径为 2~9 mm 的卵泡（图 3-1），和（或）卵巢体积（长×宽×厚/2）>10 ml。

上述 3 条标准中符合 2 条，并排除其他疾病如先天性肾上腺皮质增生、库欣综合征、分泌雄激素的肿瘤等，即为 PCOS。

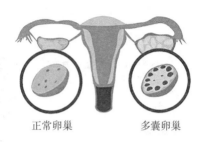

正常卵巢　　　　　多囊卵巢

图 3-1　正常卵巢和多囊卵巢对比

　　我国也制定了 PCOS 的诊断标准，但由于诊断 PCOS 需要排除其他疾病，而临床上完全排除其他疾病并非易事，故我国增加了"疑似 PCOS"的诊断。

　　PCOS 患者的常见特征包括月经异常、肥胖、多毛、痤疮及颈背和大腿内侧黑棘皮病（图 3-2）。事实上，自 1935 年 Stein

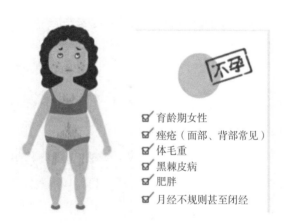

图 3-2　PCOS 患者的常见特征

和 Leventhal 首次提出 PCOS，经过 84 年的发展，医学界对 PCOS 有了更深入的认识，并且已经出版了一些 PCOS 专著，如果感兴趣也可以买来阅读。

24 | 为什么我会得 PCOS？

PCOS 曾被认为是解剖异常，PCOS 的卵巢表面为一层增厚的白膜，卵巢被厚厚的"衣服"包裹而不能排卵（图 3-3）。现在公认的是，PCOS 其实是激素的失衡，其核心是胰岛素抵抗。胰岛素是胰腺分泌的一种激素，可以将机体血循环中的葡萄糖储存起来，如进食后胰岛素分泌量增加，降低因餐后引起的血糖升高，维持机体的血糖稳定。胰岛素抵抗是指机体细胞对胰岛素的敏感性降低，需要胰腺分泌越来越多的胰岛素来维持正常的血糖水平，而非胰岛素缺乏，常见于肥胖患者、2 型糖尿病患者、PCOS 患者。

胰岛素抵抗很可能是遗传性疾病。这可以解释为什么 2 型糖尿病在某些家庭或种族中高发。胰岛素抵抗患者体内分泌过多的胰岛素，不但影响机体代谢，还影响生殖系统。胰岛素可直接影响垂体促性腺激素的释放，也可直接刺激卵巢产生雄激素，这样的卵巢微环境不利于卵泡发育成熟。不能发育成熟的卵泡又产生过多的雄激素，以致 PCOS 女性出现痤疮和毛发异常。肥胖本身也增加胰岛素抵抗，故 PCOS 患者陷入了月经越来越不规律及体

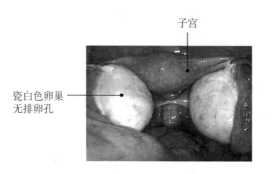

子宫

瓷白色卵巢
无排卵孔

图 3-3　PCOS 患者的卵巢

注：腹腔镜下见 PCOS 患者的卵巢被一层增厚的白膜包裹，呈瓷白色

重不断增加的"恶性循环"（图 3-4）。月经规律的女性如果体重突然明显增加，很可能出现类似 PCOS 的表现。对于这部分女性，减肥有助于恢复月经及改善生育力。

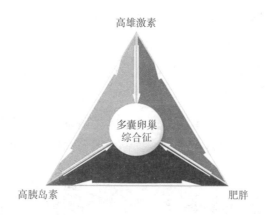

高雄激素

多囊卵巢
综合征

高胰岛素　　　　　　　　肥胖

图 3-4　PCOS 患者高雄激素、高胰岛素与肥胖间的"恶性循环"

25

PCOS 女性为什么需要服用二甲双胍？二甲双胍不是用于治疗糖尿病的吗？

胰岛素抵抗作为 PCOS 最可能的始动病因，常引起 PCOS 女性肥胖及内分泌紊乱。目前的研究表明，PCOS 的治疗核心已转变为改善胰岛素抵抗。推荐的一线治疗方案是调整生活方式、改善饮食结构、增加运动，以期达到减重的目的，进而改善胰岛素抵抗。不少患者常需药物辅助治疗，常用的是胰岛素增敏药，如二甲双胍。超过 20% 的月经不规律的 PCOS 女性经过二甲双胍治疗后月经恢复正常。因为服用二甲双胍后，大多数人会出现食欲减退及腹泻，进而体重下降而获益。还有研究显示，PCOS 女性早期流产率增加。已有证据表明，接受二甲双胍治疗后的 PCOS 女性自然流产率下降。

二甲双胍容易引起胃肠道反应，如恶心、呕吐、腹泻等，为了最大限度减轻不良反应，应逐步增加二甲双胍的剂量。建议起始用二甲双胍缓释片 500 mg/d，晚餐时段服用；或服用二甲双胍肠溶片 250 mg/次，每天 2 次，餐前或餐中服用。1 周后，增加至 1000 mg/d；再过 1 周，增加至最大剂量 1500 mg/d。尽管 10%~15% 的患者会出现一些不良反应（主要是腹泻），但大多数都能耐受。如果不良反应较重，可适当推迟增加药物剂量。服用二甲双胍治疗后不能恢复月经周期的女性需要考虑促排卵药物治疗。

二甲双胍作为有排卵障碍的 PCOS 患者的一线治疗药物仍存在争议。一些专家认为，备孕中月经不规律的 PCOS 女性应首选氯米芬或来曲唑等促排卵治疗。越来越多的研究表明，降低体重及改善胰岛素抵抗是首要治疗目标，很多医师倾向于先用二甲双胍联合生活方式干预治疗，若不能恢复规律月经再联合促排卵治疗，以期提高妊娠率，并缩短获得妊娠的时间。

26 PCOS 女性服用二甲双胍后月经仍不规律，下一步该怎么办？

临床观察显示，对二甲双胍治疗有效的大部分女性会在服用 4 个月内恢复规律月经。对二甲双胍无反应的女性可能需要用氯米芬、来曲唑或肌内注射促排卵药物（促性腺激素类药物）行促排卵治疗。

20 世纪 60 年代末，氯米芬已经被美国食品药品监督管理局（Food and Drug Administration，FDA）批准用于不排卵的治疗。氯米芬作为一种雌激素拮抗药，已成功治疗数百万例女性患者，且不良反应小。氯米芬与大脑中雌激素受体结合，抑制了体内血液循环中的雌激素与相应受体结合，以致大脑误认为体内雌激素水平不够，指挥垂体持续分泌 FSH，促进卵泡发育成熟及排卵。氯米芬应使用能诱导卵泡发育及排卵的最小剂量。但随着剂量的增加，氯米芬的抗雌激素作用会改变子宫颈黏液，使子宫内膜变薄，反而降低妊娠率。常规用法：氯米芬 50 mg/d，月经周期的第 3~5

天开始，连用 5 天，月经周期的第 10~12 天 B 超下监测卵泡发育，大多数患者将在月经周期的第 15~17 天排卵。如果到月经周期的第 17 天仍没有优势卵泡发育，那么下一个周期应增加氯米芬剂量至 100 mg/d。氯米芬很少用到 150 mg/d，因为绝大多数对氯米芬敏感的患者服用 50~100 mg/d 即可成功排卵。很少排卵或无排卵的患者应服用黄体酮类药物 7~10 天催经。通常将催经后的月经第 1 天视为正常月经的第 1 天（尽管这是诱导的月经并不是自然月经），氯米芬用法如上所述。氯米芬使用方便，排卵率高达约 70%，但由于其代谢较慢，且有 15%~20% 的 PCOS 患者产生氯米芬抵抗（促排卵无效），30%~35% 可出现卵泡不破裂综合征（有卵泡排不出），还可能引起子宫内膜变薄及子宫颈黏液异常，妊娠率较低（约 22%），近年来逐渐被来曲唑取代。

来曲唑是一种第三代芳香化酶抑制药，截至目前其说明书用法仍是用于治疗乳腺癌。2001 年，Mohamed 等首次用来曲唑促排卵，并在临床上取得了较好的疗效。来曲唑能够抑制雌激素合成，造成血循环中的低雌激素状态，反馈性地使垂体分泌更多的 FSH，从而促进卵泡生长发育。近年来大量研究表明，来曲唑相较于氯米芬能更快速代谢，对子宫内膜及子宫颈黏液的影响相对较小。2015 年，*New England Journal of Medicine* 的一项临床随机对照研究显示，针对 PCOS 患者，来曲唑具有更好的促排卵率及活产率，是 PCOS 患者促排卵治疗较为理想的选择方案之一。对氯米芬治疗无效的 PCOS 患者占治疗总人数的 15%~20%，这些患者采用来曲唑治疗可获得较好的疗效，尤其是伴有代谢紊乱的肥胖女性和胰岛素抵抗女性。常规用法：来曲唑 2.5~5.0 mg/d，月经周期第 3~5 天开始，连续 5 天。监测排卵同氯米芬。

对氯米芬、来曲唑无反应的 PCOS 女性可以用注射剂型的促性腺激素。这些激素可以通过重组 DNA 技术或从绝经后妇女的尿液中提纯获得。约 90%的患者可以通过低剂量刺激方案获得单卵泡发育。当剂量过大时，容易多卵泡发育，将增加多胎妊娠及卵巢过度刺激的风险。通常规定，当直径≥14 mm 的卵泡超过 3 个，需取消周期。若不取消周期，可以行卵泡抽吸术，减少卵泡至 2 个或 3 个，再适时性交。由于国内政策及助孕前检查等因素，单纯促排卵治疗出现多卵泡发育暂不能直接转行 IVF 治疗。几乎所有发生高序列多胎妊娠（如三胎及以上）的 PCOS 患者均是由于注射促性腺激素后多卵泡发育所致。临床上，为缩短患者获得妊娠的时间及预防单种促排卵药物无效，生殖医师常会将氯米芬或来曲唑联合促性腺激素行促排卵治疗。鉴于促性腺激素剂量的把握和调整不容易掌握，为了防止多卵泡发育，建议在生殖医师的指导下使用。

27 我既有 PCOS，又有不孕症，促排卵治疗多个周期都没有成功妊娠，下一步该怎么办？

约 80%的排卵障碍性疾病是 PCOS，常表现为不排卵或稀发排卵，容易引起不孕症。在不合并输卵管异常或男性因素性不孕时，不孕的 PCOS 女性的一线治疗方案是促排卵治疗。但当多个促排卵周期有卵泡发育及排卵却仍未妊娠时，需要考虑接受辅助生殖助孕治疗，可以选择人工授精助孕 1~3 个周期，再行 IVF 助孕治疗。当累积 6 个及以上有效促排卵周期仍未成功妊娠者，或存在促排卵困难（多种促排卵方案仍无大卵泡生长）时，或合并其他不孕因素时，亦可直接行 IVF 助孕。

28 我既没有 PCOS，也没有卵巢早衰，为什么还是月经不规律？也没有排卵？

非 PCOS 的内分泌异常也可以导致月经不规律，如甲状腺疾病（甲状腺分泌的甲状腺激素异常）、泌乳素（促进乳汁分泌的激素）升高、功能性下丘脑性闭经（卵巢没有得到下丘脑及垂体的刺激）。垂体是人体最重要的内分泌腺体，还是其他各大内分泌腺体的"头儿"，掌控全局，其分泌的激素广泛调控着各项功能，包括生殖、代谢、应激反应、水盐代谢平衡及生长发育。泌乳素和甲状腺激素都会影响月经周期及排卵，而且两者还相互影响。

月经不规律的女性推荐同时检测甲状腺功能及泌乳素水平，因为甲状腺功能异常可以间接引起泌乳素升高。甲状腺功能亢进症或减退症及高泌乳素血症容易用药物治疗。口服丙硫氧嘧啶或甲巯咪唑可以治疗甲状腺功能亢进症，口服甲状腺激素（左甲状腺素片）可以治疗甲状腺功能减退症，均有助于月经恢复正常。高泌乳素血症用溴隐亭治疗起效迅速，常能有效恢复规律月经。

甲状腺功能正常时，泌乳素升高者需行颅脑磁共振成像（magnetic resonance imaging，MRI）检查，以评估引起泌乳素升高的原因。这些女性的高泌乳素血症有部分是由于垂体内生产泌乳素的细胞过度增生形成小肿瘤所致。这种分泌泌乳素的肿瘤直径≤1.0 cm 时称为微腺瘤，>1.0 cm 时称为大腺瘤。这类肿瘤并不危及生命，通常对药物（常用溴隐亭）治疗反应良好，而且人体对药物的耐受性很好，不良反应少。

有些女性甲状腺功能及泌乳素水平正常，FSH 水平偏低或正常，用孕激素（如各种黄体酮）治疗无月经来潮，多是由于下丘脑-垂体功能紊乱引起的。这些女性尽管卵巢储备功能正常，但没有卵泡发育，因而不能产生周期性变化的雌激素、孕激素。体重过轻（体重指数<15 kg/m^2）、频繁且剧烈运动的女性特别容易出现这个问题，还有些女性由于垂体肿瘤或前次分娩产后大出血导致垂体破坏，不能分泌足够的促性腺激素（FSH 和 LH），而无法刺激卵泡发育，导致闭经。因此，这类女性还应行颅脑 MRI 检查以排除器质性病变。

对于下丘脑垂体功能紊乱性月经不规律及无排卵患者，可以用促性腺激素治疗，但药物的选择非常重要，需选择同时含有 FSH 及 LH 的药物，而不单单是仅含 FSH 的药物，氯米芬或来曲唑亦无效。几乎所有的功能性下丘脑性闭经女性均可以成功诱发排卵。同 PCOS 一样，促性腺激素治疗容易诱导多个卵泡发育，导致多胎妊娠，这时应取消周期或行卵泡抽吸术。此外，这类女性容易出现骨质疏松，在没有生育要求时，可经医师评估后尝试口服避孕药或雌激素、孕激素序贯治疗。体重过轻者可以通过增加体重、减少运动频率和强度来恢复月经周期。

（徐丽清）

第4章

输卵管疾病

29 | 输卵管可以修复吗？

在 IVF 技术出现之前，手术修复或射线下介入复通输卵管是标准的治疗方法。术后自然受孕的最佳时机在术后 6~12 个月内，与输卵管具体的病变程度密切相关，如薄壁型输卵管、输卵管浆膜和外围病变术后效果优于输卵管管腔黏膜病变和管壁增厚型的输卵管，轻型病变优于重型病变。输卵管局部阻塞性病变通过射线下或手术介入治疗，可能可以获得相对较好的累积妊娠率。但总体而言，大部分患者在接受手术治疗后仍无法妊娠，另外有10%~20%的患者发生了宫外孕。现在，IVF 已替代输卵管修复手术成为大部分有输卵管病变女性的首选治疗方法，原因有二：①IVF 不是手术治疗；②IVF 的妊娠率很高，特别在输卵管因素性不孕症的女性中成功率更高。

患者可能会问："为什么修复损伤的输卵管这么难？"原因在于，导致输卵管病变最常见的原因——盆腔感染，经常损伤输卵管伞（在输卵管末端如同手指样的组织，在排卵的时候负责拾卵）；特殊感染如输卵管结核，可以损伤从肌层到黏膜层的全层输卵管，导致输卵管瘢痕组织形成和功能丧失。这些损伤都是无法依靠手术修复的。

一般情况下，大部分有输卵管疾病的患者最好接受 IVF 治疗。一方面，输卵管修复手术的效果并不好；另一方面，它会增加妇女罹患宫外孕的风险。尤其对于年龄较大（>35 岁）的女性或卵巢储备功能低下的女性，建议接受 IVF 及早受孕。如果患者夫妇不愿接受 IVF 治疗或不适合接受 IVF 治疗，那么输卵管手术可能是其获得妊娠的唯一治疗选择。

因此，输卵管如果真的有问题，修复是有难度的，浆膜层的病变效果优于黏膜层及管壁的病变。IVF 是输卵管因素性不孕症的"高性价比"方案，但对于期待自然妊娠或不适合 IVF 的助孕者，可根据具体情况选择行手术或射线下介入修复治疗。

30 如果有输卵管积水，是否需要处理？该如何处理？

输卵管伞的损伤会导致输卵管最末端阻塞（这部分距离子宫最远），这时若输卵管内积聚液体则称为输卵管积水。输卵管积水易被子宫输卵管造影发现，当积水量较多时，也容易通过妇科阴道 B 超检查发现，但 B 超的准确性相对较低。

基于输卵管积水会反流至子宫腔的假设，已有许多研究证实输卵管积水会降低 IVF 的妊娠率。这些积水内可能含有毒性物质，这些毒性物质对子宫内膜容受性有负面影响，从而影响胚胎种植。积水还可能将胚胎冲出子宫腔或对胚胎有直接毒性作用。一些研究显示，未经治疗的输卵管积水使 IVF 的妊娠率降低 50%。另外，未经治疗的输卵管积水会增加自然流产的概率。因此，治疗输卵管积水可以增加 IVF 的妊娠率及降低早期流产率。一侧输卵管正常、另一侧输卵管积水的女性在切除或结扎患侧输卵管后，自然妊娠的概率将增加。

根据病变的严重程度，输卵管积水可分为轻度、中度及重度（图 4-1，图 4-2）。一般认为，轻度积水预后好于中、重度积水，可以考虑手术治疗后尝试自然妊娠；建议中、重度输卵管积水的女性接受腹腔镜切除或结扎输卵管，也可考虑接受输卵管栓塞术堵塞近端输卵管以阻止输卵管积水反流到子宫腔。但最后如何处理，还需要结合患者年龄、卵巢储备功能、男性精液等因素综合分析。

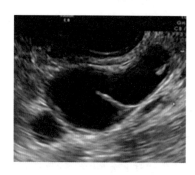 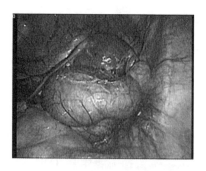

图 4-1　输卵管积水超声声像图　　图 4-2　腹腔镜下输卵管严重积水

31

如果结扎了输卵管，可以再复通吗？有替代方案吗？

输卵管结扎术是一种应用广泛的避孕方法。在我国计划生育政策的严格实施下，输卵管结扎术应用得非常广泛，但术后有2%~13%的女性会因各种原因后悔，还有1%~3%的女性要求进行输卵管复通术。随着我国计划生育政策的改变（"二孩"放开），要求结扎术后复通的女性增多。有研究报道，输卵管复通术后的妊娠率为25.0%~83.3%。选择输卵管复通术主要是因为术后自然妊娠率较高、花费少、可重复妊娠，但术后期待自然妊娠的时间较长，平均为12~18个月，当妊娠失败还需寻求IVF助孕。随着IVF技术的普及和发展，其高成功率及获得妊娠的高效性，让输卵管结扎术后的女性有了另一种选择。影响妊娠的因素众多，故在进行输卵管复通术前，需要综合考虑患者年龄、卵巢储备功能、是否存在排卵障碍、盆腔情况、子宫内膜情况、输卵管结扎的方式、男性精液质量等多方面因素。

一般认为，输卵管结扎术后的女性如果不合并其他不孕因素，在年龄<35岁、卵巢储备功能尚可、术中采用显微外科缝合方式、预计术后输卵管长度>5 cm的情况下，输卵管复通术可作为首选。如果术前评估认为输卵管复通术的妊娠率低或根据患者意愿，也可直接选择IVF助孕。

32 腹腔镜修复输卵管术后，该如何备孕？

对于不想接受 IVF 助孕的女性，腹腔镜下输卵管修复术是其最好的选择。术中通过近端输卵管插管介入术及远端输卵管造口术等方式复通输卵管，还可松解盆腔粘连、去除可能的子宫内膜异位病灶等，以尽量恢复盆腔正常解剖结构。术后第 1 个月经周期即可开始备孕，建议每周2~3次性生活或 B 超监测排卵期性交，对于不能正常排卵的女性（如 PCOS 患者），可进行促排卵治疗。随着时间的推移，术后盆腔粘连、输卵管阻塞的再发风险不断升高，根据输卵管的病变程度，若术后6~12 个月内无法成功妊娠者，应尽早接受 IVF 助孕。

33 如果曾有宫外孕史，如何避免再次发生宫外孕？宫外孕后又该如何治疗？

据报道，一般人群的宫外孕（异位妊娠）发病率约为 1%，其中以输卵管壶腹部宫外孕最常见，约占80%，其后依次为输卵管峡部、伞部、间质部，腹腔，卵巢，子宫颈（图 4-3）。有宫外孕史的女性再次发生宫外孕的风险上升至 10%～15%。值得庆幸的是，大部分曾宫外孕的女性并不会再次发生宫外孕，但也可能会患有不孕症。且除了领养，没有任何其他选择可以完全避免宫外孕的发生，所有计划妊娠的女性都存在宫外孕的风险。即使是输卵管缺如或阻塞的女性，通过 IVF 助孕也可能发生宫外孕（见问题 58），但大多数仍是子宫内妊娠，故在接受 IVF 助孕时也不用过于紧张。

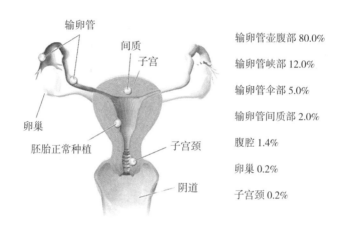

图 4-3　不同部位宫外孕示意图及其发生率占比

通过血 β-hCG 检测联合经阴道 B 超检查，大部分宫外孕可以很早地被诊断出来。现今，因未能及时诊断宫外孕导致输卵管破裂、失血或死亡的案例已不多见。当出现宫外孕包块较大、hCG 值高、病情不稳定等情况时，需要行手术治疗，可切除患侧输卵管或仅剔除妊娠物而保留输卵管，具体应视患者的病情和意愿而定。某些女性可能会选择切除输卵管并结扎对侧输卵管，进而寻求 IVF 治疗，可有效降低未来宫外孕的发生率，但也不能完全避免。当宫外孕包块较小、hCG 值不高、病情稳定时可考虑用低剂量的甲氨蝶呤（一种可选择性的、破坏妊娠组织的化疗药）治疗，从而避免手术治疗；还有部分宫外孕患者的 hCG 自行下降，病情稳定，可直接观察治疗。

子宫颈妊娠的处理比较棘手，存在大出血的风险。若患者已有子女，并不期望保留生育力，且出血量多，不论其孕周大小，应紧急行全子宫切除术以免失血性休克；否则一般采用复合性方法保守治疗，如在子宫动脉下行支结扎或栓塞的预处理下行扩张子宫颈及搔刮术，或行甲氨蝶呤杀胚术。目前，笔者所在的生殖中心创新性地使用经阴道 B 超引导下的子宫颈妊娠减胎术，获得了良好结局，特别是当子宫内合并子宫颈妊娠时，无论是医师还是患者本人都希望能够尽量保留子宫内妊娠，在做好备血及抢救的措施下行子宫颈妊娠减胎术是一种值得尝试的方法。

（齐　诠　徐丽清）

第 5 章

子宫内膜异位症

34 | 什么是子宫内膜异位症？该如何诊断？

　　子宫内膜异位症是指具有活性的子宫内膜组织种植在子宫腔以外的位置而形成的一种妇科常见疾病。它是一种慢性疾病，以在子宫腔外生长的子宫内膜样组织为特点，在整个人群中的发病率为 10%～15%。异位内膜可侵犯全身任何部位（图 5-1），但绝大多数在盆腔内，以卵巢最常见，常形成囊肿，由于其内含有深棕色的液体，这种卵巢囊肿常被称为"巧克力囊肿"，尽管其更应被称为"子宫内膜异位囊肿"。虽然卵巢的子宫内膜异位囊肿可以通过 B 超推测诊断，但子宫内膜异位症的明确诊断需要行妇科腹腔镜手术或开腹手术（很少用）获得组织标本后送病理检查。

　　异位子宫内膜的来源至今尚未阐明，目前有多种学说，其中经血逆流学说（含有子宫内膜细胞的经血从输卵管末端逆流进入盆腔）可能是最主要的机制。一些女性无法有效地清除逆流的子

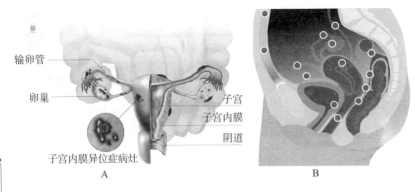

输卵管

卵巢

子宫

子宫内膜

阴道

子宫内膜异位症病灶

A

B

图 5-1　子宫内膜异位症常见病灶分布

注：A. 子宫内膜异位症病灶示意图；B. 子宫内膜异位症常见病灶分布

宫内膜细胞，这些细胞继而在盆腔种植、生长，并在激素的持续作用下不断蔓延，形成异位病灶。子宫内膜异位症病灶和正常的子宫内膜一样，随雌激素、孕激素的周期性变化而变化，也会发生周期性出血。这种现象导致盆腔内生殖器官发生炎症，引起盆腔粘连或形成瘢痕组织，进一步可引起盆腔疼痛、痛经及不孕。事实上，子宫内膜异位症病灶还出现在盆腔以外的组织（如肺、鼻等），如有些女性会有与月经周期同步的咯血、鼻出血等，这时就无法用经血逆流理论解释。

当患者出现越来越严重的痛经、盆腔疼痛、性交痛或不孕，需怀疑患有子宫内膜异位症，可以通过 B 超、计算机断层成像（computerized tomography，CT）或 MRI、血清糖类抗原125（carbohydrate antigen 125，CA125）检测协助诊断，必须记住，只有通过手术方可明确诊断，腹腔镜手术最常用。

35 | 子宫内膜异位症可用药物治疗吗？

对于一种疾病的治疗，原则上是以最小的代价去获得更高的疗效，一般先需要考虑非手术治疗，如期待观察或药物治疗，之后再考虑手术治疗。很多没有症状的子宫内膜异位症患者或青春期患者或暂时无生育计划的年轻患者，更推荐期待观察或药物治疗。许多药物可用于治疗子宫内膜异位症，主要作用机制在于通过药物直接或间接抑制排卵，降低体内雌激素水平，从而抑制子宫内膜异位症病灶，达到治疗的作用。抑制排卵意味着无法妊娠，故药物治疗不适用于积极备孕的患者。对于无生育要求的患者，药物治疗是非常有益的，在抑制病灶的同时，可缓解痛经、盆腔疼痛等不适。最常用的药物是复方口服避孕药，最好每天服用，也可以随着月经周期性使用，每片药中均含有合成的雌激素、孕激素。尽管这种药物含有雌激素，但雌激素含量很低，而其中的孕激素成分还可以拮抗雌激素效应，达到抑制子宫内膜异位症病灶的效果。30%~60%的患者服用复方口服避孕药可缓解子宫内膜异位症相关性疼痛。

许多临床医师会给予子宫内膜异位症患者 GnRH 激动药（GnRH analogue，GnRHa），如常用的醋酸曲普瑞林、醋酸亮丙瑞林，这种药物可使雌激素下降至绝经后水平。GnRHa 通过抑制垂体分泌 FSH 和 LH，从而抑制卵泡发育和排卵，进而导致体内低雌激素状态，可使 70%~90%患者的子宫内膜异位症病灶萎缩。然而，GnRHa 比较昂贵，并需要每个月注射 1 次。GnRHa 可引起的不良反应包括头痛、潮热、抑郁、失眠及阴道干燥等类似围绝经期症状。为了缓解 GnRHa 引起的不良反应，临床医师经常在使用 2~3 次 GnRHa 后给予患者口服避孕药或反向补充小剂量雌激素治疗。这种联合疗法可以提高治疗的耐受性，缓解单用 GnRHa 治疗引起的不良反应，提高患者的依从性，并可最大限度抑制病灶和症状。GnRHa 也可用于预防子宫内膜异位症的术后复发，还可作为子宫内膜异位症患者接受 IVF 促排卵治疗或胚胎冷冻移植前的预处理用药，从而提高患者的妊娠率。

综上所述，由于药物治疗会抑制排卵，所以并不适用于那些需要自然妊娠的患者。这些患者的治疗目标应该是在子宫内膜异位症进一步破坏生殖器官前尽快妊娠。总之，这些女性应向生殖医师寻求治疗，以最大限度获得成功妊娠的机会。

36 子宫内膜异位症在什么情况下需要手术治疗？手术治疗可以增加妊娠率吗？

子宫内膜异位症的明确诊断有赖于手术检查及病理诊断，为明确诊断必须行手术治疗。但即使是腹腔镜手术，因有创性及高额费用等原因并不能被所有女性接受，且很多子宫内膜异位症患者并没有明显的临床表现，故不是所有的子宫内膜异位症患者都需要做手术。

目前推荐的子宫内膜异位症的手术指征如下。

（1）疼痛：影响到生活的慢性盆腔疼痛、性交痛及痛经，是手术的主要指征。

（2）包块：主要是卵巢子宫内膜异位囊肿，应根据患者年龄，包块大小、性质、变化速度、是否为复发，患病年限，B超诊断，以及是否有生育要求等综合分析（图5-2，图5-3）。对于无症状的包块，多主张非手术治疗，特别是对于青少年或无生育要求的年轻女性，可定期观察和使用药物治疗，以避免过早手术可能导致卵巢储备功能下降、盆腔粘连及早期复发，以致在有生育要求时需要再次手术。但当包块较大（多数认为直径>4cm）或性质不明或增大过快时，应考虑手术治疗。但还需强调，卵巢子宫内膜异位囊肿会随着子宫内膜周期性出血而持续增大，也可能会破坏部分或全部正常的卵巢组织（包括卵子）。因此，应定期随访囊肿大小，充分评估手术利弊后再做决定。

（3）不孕：是手术的重要指征之一，在确诊本病的同时，还可发现其他导致不孕的原因，并进行必要的病灶清除以改变腹腔内环境，改善妊娠率，以期获得自然妊娠。但IVF助孕是子宫内膜异位症特别是重度（Ⅲ期和Ⅳ期）子宫内膜异位症女性获得妊娠的很好选择，故药物治疗+IVF助孕也是一种可选择的治疗方案。

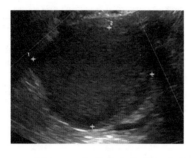 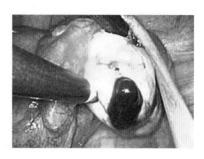

图 5-2　卵巢子宫内膜异位囊
肿超声声像图

图 5-3　腹腔镜下卵巢子宫内膜
异位囊肿"巧克力色"囊液

　　对于不孕症女性，手术对改善生育有多大帮助呢？加拿大的一项大样本研究显示，即使是很轻微的子宫内膜异位症病灶，经手术治疗也可以增加 50.0% 的妊娠率，月妊娠率从 3.0% 上升至 4.5%。虽然这个研究显示患者每个月的妊娠概率增加了 50.0%，但实际上仅 4.5% 的月妊娠率与 IVF 单次治疗周期 40.0% ~ 50.0% 的妊娠率相比，是非常不理想的。但手术治疗对于期待自然妊娠的女性及明确诊断很有必要。然而，医师在进行腹腔镜手术时会使用激光或电凝尽可能地破坏子宫内膜异位症病灶（包括卵巢上的病灶），这样可消除或缓解痛经、盆腔疼痛等不适，不过同时有可能破坏正常卵巢组织，存在卵巢储备功能下降的风险。因此，在选择手术处理子宫内膜异位症病灶时，需要谨慎选择手术方式，尽可能地减少对卵巢组织的电凝破坏，从而尽量保护卵巢储备功能。

术后建议，对于轻、中度子宫内膜异位症、卵巢功能较好的年轻（35 岁以下）女性，术后 6~12 个月可指导性交期待妊娠或人工授精助孕，若未孕则可积极行 IVF 治疗；而对于重度子宫内膜异位症女性，不论年龄，如果有生育要求，术后应尽快行 IVF 助孕。

37 如果计划接受 IVF 治疗，还需要对子宫内膜异位症进行手术治疗吗？

在生殖医学领域，IVF 前是否应该对子宫内膜异位症进行手术仍存在较大争议。大部分生殖内分泌专家并不推荐在 IVF 前手术，除非患者患有严重的子宫内膜异位症，特别是有较大的卵巢子宫内膜异位囊肿或怀疑恶变可能时。

轻、中度子宫内膜异位症患者无论是否先进行手术治疗，接受 IVF 治疗都有很好的妊娠率。当出现严重的子宫内膜异位症时（如直径>4 cm 卵巢子宫内膜异位囊肿），在 IVF 前手术去除病灶有可能增加 IVF 成功率并降低取卵相关的感染风险。因此，针对这种情况，生殖内分泌专家会推荐患者在接受 IVF 前手术处理严重的子宫内膜异位症。还需注意的是，手术中应尽量保留和保护卵巢皮质，尽量避免卵巢的热损伤。但卵巢子宫内膜异位囊肿本身会引起卵巢功能减退，手术将会进一步导致患者对促排卵药物低反应。因此，决定进行大范围的子宫内膜异位症手术时，需权衡手术对卵巢的潜在影响。

另外，严重的子宫内膜异位症可能增加自然流产的风险。当首次手术清除子宫内膜异位症病灶时，妊娠结局可能会有改善。最终，是否决定选择 IVF 前手术治疗取决于医师和患者。总之，我们认为切除一个直径为 1~2 cm 的卵巢子宫内膜异位囊肿并不能改善 IVF 的成功率。而在 IVF 前切除一个大的卵巢子宫内膜异位囊肿更合理。一些医师提倡当囊肿直径>4 cm 时应该手术切除，但仍需要更多的数据支持这一结论。

38 | 子宫内膜异位症复发了怎么办？

经过规范的药物或手术治疗后，子宫内膜异位症患者的痛经等症状缓解，病灶缩小或消失，经过一段时间后再次出现为复发，包括症状和（或）病灶的复发。研究表明，子宫内膜异位症手术或药物治疗后 2 年的复发率约为 19%，5 年的复发率高达 40%~50%。子宫内膜异位症复发建议首选药物（如口服避孕药、GnRHa、高效孕激素及非甾体抗炎药）、上曼月乐环（左炔诺孕酮宫内节育系统）等治疗，药物治疗无效才考虑再次手术。有研究表明，再次手术治疗子宫内膜异位症，其术后的妊娠率仅为初次手术治疗后的 50%，还可能出现术中出血、卵巢组织损伤、卵巢功能下降甚至卵巢早衰的风险，尤其对于年龄较大、本身卵巢功能不良的患者应尽量避免手术治疗。卵巢子宫内膜异位囊肿复发，若直径<4 cm、CA125 正常、痛经或盆腔疼痛症状不明显，可以密切随访；若直径>4 cm、CA125 升高、影像学检查显示血流丰富且有实性部分不能排除恶性的情况，需要行腹腔镜手术探查，切除病灶标本以确诊。对于有生育要求的患者，囊肿复发直径>4 cm，若临床检查恶性可能性不大，可以在药物治疗的同时行超声引导下穿刺，再行 IVF 治疗；或直接行 IVF 助孕治疗，而在促排卵方案的选择上多采用 GnRHa 超长方案或改良长方案或常规长方案，取卵手术过程中注意加强预防性抗感染。但约 20%的此类患者可能仍需要再次手术治疗。

（刘凤华　齐　诠　徐丽清）

第 6 章

男 性 因 素

39 如何正确评估男性精液质量？精子功能评估有哪些检测项目？

男性因素占不孕不育症病因的 25%～40%，故评估男性精液质量非常必要。最基本、最常用的检测方法是精液常规分析，但即使精液常规分析结果正常，也不代表精液完全正常。临床上有 15%～25% 的男性患者精液常规分析正常，但仍生育困难，需要进一步完善精子功能评估检查，如精浆生化、精子 DNA 碎片率及精子顶体酶或顶体反应检测。但一次精液质量差并不代表不能生育，因为男性精液质量是波动的。研究表明，能正常生育的男性精液质量波动可以非常大，工作压力、饮食习惯、睡眠、情绪、留取精液操作是否合格等都会影响精液质量。因此，仅凭一次精液检查不能确定精液质量，检查 2～3 次有助于获得可靠的基本数据。

从 1980 年世界卫生组织（World Health Organization，WHO）制定的第 1 版《人类精液检查与处理实验室手册》到现在被广泛采用的 2010 年制定的第 5 版《人类精液检查与处理实验室手册》，正常精液质量的标准也在不断发生变化。当患者拿到自己的精液报告时，上面往往会有第 5 版正常精液的各项指标参考范围，见表 6-1。因此，患者自己就可以对照参考值来初步评估自己的精液质量，最主要的参数是精子总量、前向活动率及正常形态率，其他次要指标重点了解精浆果糖、精浆中性 α-葡糖苷酶及精浆锌等含量，以评估精囊腺、附睾及前列腺功能，明确输精管道有无梗阻或不完全梗阻，初步确定梗阻的具体部位，指导临床治疗，对精液不液化、严重少精子症、弱精子症及无精子症患者有重要临床意义。

精子顶体酶活性或顶体反应测定是评估精子受精能力的重要参考指标，对原发性不育患者及决定试管授精方式有重要指导意义。

精子 DNA 碎片率（也称精子染色质结构分析）是一个新的评估精液质量和预测生育力的指标，精子 DNA 碎片增加可能与妊娠率下降、流产率上升及复发性流产等相关。检测精子 DNA 碎片的主要适应证包括：①致使女性反复胚胎停育的男性不育患者；②年龄>40 岁；③行人工授精、"试管婴儿"助孕的男性；④排除女性因素的特发性男性不育患者（无精子症除外）。

表 6-1　WHO 第 5 版《人类精液检查与处理实验室手册》精液参考值下限

参数	参考值下限
精液体积（ml）	1.5（1.4~1.7）
精子总量（10^6/射精）	39（33~46）
精子浓度（10^6/ml）	15（12~16）
总活动率（PR+NP,%）	40（38~42）
前向活动率（PR,%）	32（31~34）
存活率（存活精子,%）	58（55~63）
精子形态学（正常形态,%）	4（3~4）
其他次要指标	
pH	≥7.2
过氧化物酶阳性细胞（10^6/ml）	<1.0
MAR 试验（附着粒上的活动精子,%）	<50
免疫珠试验（附着珠上的活动精子,%）	<50
精浆锌（μmol/射精）	≥2.4
精浆果糖（μmol/射精）	≥1.3
精浆中性 α-葡糖苷酶（mU/射精）	≥20

注：NP. non-progressive（motility），非快速前向运动；PR. progressive（motility），快速前向运动；MAR. mixed antiglobulin reaction，混合抗球蛋白反应

40

怎样才能提高男性的精液质量和数目？改善生活方式和饮食习惯会有帮助吗？

不同标本的精液分析结果波动很大，故单次的精液检查结果不足以评估男性精液质量，这也使得研究生活方式和饮食习惯的改变对精液质量的影响更为复杂。

有研究显示，阴囊局部高温环境可以降低精子数目及活力，故一些可引起阴囊局部高温环境的情况需要尽量避免，如长时间处于高温环境中的厨师、长途驾驶员或久坐办公室的工作人员，或蒸桑拿、泡温泉、穿铅笔裤/牛仔裤、长时间使用手提电脑（尤其是膝上操作电脑）等情况。有研究发现，将笔记本电脑放在膝盖上使用，大腿的热量可使阴囊的温度提高 2.1 ℃，笔记本电脑的热量会使阴囊温度再升高 0.7 ℃，导致精液质量下降。若每天在膝盖上操作几小时笔记本电脑，会导致男性生殖能力明显下降。特殊职业者可能可以通过更换职业及环境以改善精子质量，如厨师，笔者生殖中心曾有职业为厨师的患者就因此获益而正常妊娠。

此外，接触或吸入一些不良化学物质也可能导致精子质量下降，如吸烟、酗酒、使用女性化妆品等，由于上述物质含有某些特殊化合物成分或女性雌激素成分，进而可能影响男性精子质量。目前，吸烟对男性生殖系统的损害已被越来越多的研究证实。因为吸烟时呼出的烟雾中含有致突变物质，如苯并芘、蒽及尼古丁等，能影响生精细胞的成熟和增生，还可直接作用于精子及其酶系统，从而影响精子活力。酗酒不仅会导致生殖腺功能降低，还会使精子中染色体异常，从而导致胎儿畸形或发育不良。因此，在备孕前及备孕时应尽量少接触这些物质。

还有研究表明，运动及减重对精子质量有改善作用。在发达国家，随着肥胖的发病率增加，男性精液参数呈平行下降趋势。除精液质量下降外，肥胖男性的生育力还可能受性欲降低及勃起功能障碍的影响。因此，对于不育症男性，应鼓励多运动，维持身体处于正常体重范围。

精子生长需要营养物质供给。有些男性饮食单调、偏食、挑食、不喜欢吃动物性食物（如肉、蛋、鱼及奶制品等），长时间可使体内含锌量下降，进而影响精子质量。对于精子质量不佳的不育症男性，可以适当补充锌，多进食富锌的食品，如海产品、坚果等。此外，还有研究者认为抗氧化剂能够提高精子质量，从而提高临床妊娠率。国外基于相关研究的商业化抗氧化产品已经问世，患者可咨询专业男科医师后决定是否补充抗氧化产品。

41 | 精索静脉曲张如何处理？

精索静脉曲张被认为是男性不育的常见原因之一，占 12%～39%，在不育男性中的发生率是正常人群的 3 倍。精索静脉曲张是指精索蔓状静脉丛由于各种原因导致回流不畅或因静脉瓣损坏引起血液倒流，形成局部静脉扩张、迂曲、伸长的病理现象（图6-1）。目前，多数学者主张对于亚临床、Ⅰ度及Ⅱ度的精索静脉曲张采用药物、理疗等非手术治疗，对于最严重的Ⅲ度精索静脉曲张患者可以行精索内静脉高位结扎术。此术式主要是将阴囊内曲张的静脉切断或结扎。因为静脉曲张可能会升高阴囊或睾丸内的温度，降低精液质量。通过切断或结扎曲张的精索静脉，使阴囊温度恢复正常，从而增加男性生育力。但该术式尚存在争议，有研究认为术后未能提高妊娠率，且很多生育力正常的男性同样患有精索静脉曲张。对于绝大多数因男性因素导致不孕不育的夫妇，可以采用子宫腔内人工授精（intrauterus insemination，IUI），也可直接行 IVF 或 ICSI 治疗。还有研究显示，显微精索静脉高位结扎可改善精子功能，特别是少精子症患者，可以增加 ICSI 的成功率。

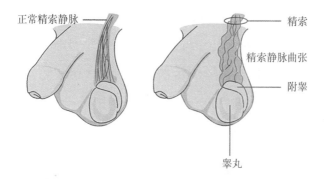

图 6-1　正常精索静脉和精索静脉曲张对比

42 男性为什么会无精？无精子症男性如何才能有自己的孩子？

如果收集精液的过程无任何问题，而精液分析没有发现精子，这种情况被认为是无精子症，需要进一步行全面评估。无精子症分为2种类型，即梗阻性无精子症和非梗阻性无精子症。

精子由曲细精管通过附睾、输精管、精囊、射精管、尿道，随射精而排出（图6-2）。当输出管道中的任何一处发生堵塞，都能阻止精子排出，造成梗阻性无精子症。据报道，输精管道梗阻在无精子症中可占40%以上，是男性不育的常见原因之一。其病因分为先天性因素和后天性因素，以后天性因素为主。在后天性因素中，最常见的是感染，很多感染性疾病可导致输精管阻塞，其中以淋病最常见；其次是损伤，通常是医源性损伤，在既往的阴囊/睾丸手术或腹股沟疝修补术中意外损伤甚至切断了输精管，术后形成的瘢痕组织导致输精管阻塞；此外，肿瘤也可能导致梗阻。先天性因素包括先天性输精管缺如（部分或全段缺如）或闭锁、先天性附睾发育不良（包括附睾头、体或尾发育不良）或附睾与睾丸不连接、先天性精囊缺如或射精管缺如。其中，双侧输精管先天性缺如与囊性纤维化基因有关，属于一种极不寻常的囊性纤维化病变。对于先天性输精管缺如的梗阻性无精子症患者应常规行基因检测，以判断其是否携带致病基因。

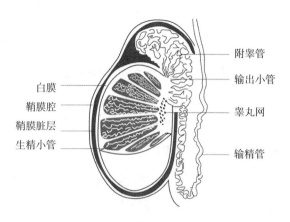

图 6-2　睾丸的内部结构示意图

　　生精功能障碍引起的非梗阻性无精子症为非解剖学因素所致的无精子症,这种情况更棘手。精子生成障碍可能由睾丸组织、垂体或下丘脑病变所致。如果垂体泌乳素及甲状腺激素水平均在正常范围,则病变在睾丸组织的可能性大。若 FSH 水平明显升高,则在睾丸中几乎很难发现精子。睾丸穿刺活检是诊断非梗阻性无精子症的"金标准"。随着显微取精技术的日臻成熟,部分经传统睾丸穿刺活检取精失败的男性可以通过显微外科睾丸活检术获得极微量的精子,这样也使其有机会通过 ICSI 获得自己的生物学后代。对于极度少精子症、弱精子症或无精子症的男性,为排除遗传因素常需要行 Y 染色体微缺失检测。

　　从睾丸或附睾获得的精子虽然看起来形态尚可,但因其未经历获能而不具备受精能力，不能在自然结合的状态（IVF）下使卵子受精。1993年出现的ICSI技术开拓了男性不育治疗的新时代，可使穿刺获得的精子与卵子正常受精。在梗阻性无精子症患者中，为获得可用于ICSI的精子，可在局部麻醉下进行睾丸或附睾的细针穿刺抽吸。若为非梗阻性无精子症患者，泌尿外科医师或男科医师常在全身麻醉下进行睾丸活检，以获得足够量的睾丸组织采集精子，或行显微外科睾丸活检术以获得微量精子。推荐需要行睾丸活检取精的患者将精液在液氮中冷冻，这样精液还可以长期保存，以避免重复活检手术。

如果睾丸活检仍未能发现可利用精子，则只能供精或领养。如果通过睾丸活检或细针穿刺获得的精子质量很差，常需要在取卵日重复睾丸活检；助孕前在夫妇知情的情况下，也常会备用匿名捐精者的冷冻精液以防取精失败。随着卵子冷冻技术的发展，有些生殖中心在患者穿刺或活检取精失败又不想接受供精治疗时，也可以行卵子冷冻，甚至可以累积卵子再行手术取精，以减少手术带来的痛苦和损伤。由于卵子冷冻的特殊性（见第9章），这种方案并不作为首选。

在极少数情况下，男性糖尿病患者或服用某些抗高血压药物的男性会出现逆行射精，即性高潮时无精液射出，所有精液都逆流入膀胱而不是经尿道向外排出。通过检查射精后的尿液中是否存在精子，很容易判断是否有逆行射精。男性尿液中的精子必须经过洗涤才能用于IUI或IVF。若在收集精液前一晚用碳酸氢钠预处理可碱化尿液，从而提高精子质量。

导致无精子症的另一个原因是滥用激素类药物。一些男性患无精子症可能是正在服用睾酮或其他甾体类激素辅助健身或体能训练所致。大剂量此类激素能抑制精子生成，但这种作用是可逆的。当停止使用此类激素，并开始接受促性腺激素治疗（类似于女性的促排药物治疗）后，患者生精功能可以逐步恢复。尽管临床上会使用氯米芬提高男性精子质量，但绝大多数研究证实氯米芬作用有限。

43 | 什么情况下需要使用供精获得妊娠？

在我国，对于渴望孩子但男性患极度少精子症或无精子症的合法夫妻，可考虑采用第三方供精行人工授精或 IVF 助孕。精子供给来源于人类精子库，截至 2016 年底，我国共有 23 家精子库（见附录链接）。当女性至少有一侧输卵管正常时，在排除严重子宫内膜异位症、排卵障碍（促排卵有效的除外）及遗传等因素需要行"试管婴儿"助孕的情况下，可以行供精人工授精，具体适应证如下：①不可逆的无精子症、严重的少精子症、弱精子症和畸形精子症；②输精管复通失败；③射精障碍；④以上 3 条中，除不可逆的无精子症外，患者本人详细了解并坚持放弃 ICSI 治疗获得自身后代的权益，签署知情同意书后方可采用供精技术助孕；⑤男方和（或）家族有不宜生育的严重遗传性疾病；⑥母儿血型不合，不能得到存活新生儿。人类精子库通过招募捐精者，并完善一系列详细的全身检查及精液分析，从而选定捐精者。为保护供者和受者夫妇及所出生后代的权益，供者和受者夫妇应保持互盲，供者和实施人类辅助生殖技术的医务人员应保持互盲，供者和后代应保持互盲。捐赠的精液经过检测合格后予以冻存，冻存6个月后，需要再次对供精者进行人类免疫缺陷病毒（human immunodeficiency virus，HIV）检测，检测阴性方可使用该冷冻精液。此外，应至少每隔6个月对供精者进行一次全面检查，以确保无感染性疾病。

　　仅当精液样本检测结果确定供精者无任何感染性疾病的情况下方可使用。在女性围排卵期进行精液复苏，并行人工授精。可进行子宫腔内、子宫颈及阴道人工授精，其中 IUI 的妊娠率更高。当女性情况更适合做"试管婴儿"时，则可用冷冻供精行 IVF、ICSI 治疗。

（张力佳　徐丽清）

第7章

人工授精

44 | 什么是人工授精？

人工授精（artificial insemination，AI）是通过非性交的方式将丈夫或供精者的精子送入女性生殖道内，使精子和卵子自然结合，从而获得妊娠的一种技术。根据精液的来源不同，分为夫精人工授精（artificial insemination with husband sperm，AIH）和供精人工授精（artificial insemination with donor sperm，AID），下面主要介绍AIH，AID在问题43中有阐述，操作过程与AIH类似。根据精液注入生殖道内部位不同，可以分为阴道内人工授精（intravaginal insemination，IVI）、子宫颈内人工授精（intracervical insemination，ICI）、子宫腔内人工授精（intra-uterine insemination，IUI）和输卵管内人工授精（intrafollopian insemination，IFI），临床中应用最多的是IUI，其次为ICI。

45 | AIH 的过程是怎样的？

可以将 AIH 过程简单地分为卵泡监测和手术两步。

第一步，卵泡监测。自然周期下超声监测卵泡的自然生长成熟，或使用促排卵药物促进卵泡生长成熟。必要时可以使用 hCG 触发排卵。具体的周期方案见问题 47。

第二步，手术。把握好排卵时机，适时安排手术。由于 IUI 临床妊娠率明显高于 IVI 和 ICI，临床多选用 IUI（图 7-1）；而 IFI 操作难度大，临床几乎不用。但对于夫妇性生活障碍及需要 AID 治疗的女性，仍可适当行 IVI 或 ICI，或联合行 IUI。具体手术时间选择见问题 48。

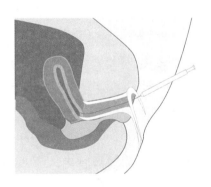

图 7-1　IUI 示意图

注：IUI. intrauterus insemination，子宫腔内人工授精

IVI 或 ICI 前均不用处理精子，可以将精液直接注射至阴道或子宫颈。但 IUI 前需要先处理精子，通过洗涤等操作，可以去除精液中的前列腺素，以降低前列腺素引起子宫强烈收缩导致的腹痛；还可以去除一些可能降低精子质量的物质，以提高精子活动力。然后将导管插入子宫腔，缓慢推入处理后精液。AIH 后让患者适当抬高臀部，平躺 15~30 分钟。

46 | 适合做人工授精的人群有哪些？

AIH 前男女双方必须符合一些基本条件。首先，女方至少有一侧输卵管是通畅的，这样才能保证卵子和精子能在输卵管中相遇并自然结合，形成的胚胎也可以顺利地从输卵管中游回子宫腔内着床；其次，女方子宫发育正常，或即使轻度异常但不影响 AIH 的操作和胎儿的孕育；再次，女方卵巢功能正常，在自然周期或促排卵药物的作用下能有卵泡发育成熟；最后，男方能正常取精，且精液大致正常或轻度异常。

AIH 适合的人群主要包括以下几类：①因生殖道畸形或心理因素导致性交困难，精液不能进入阴道的夫妇；②因医学或非医学原因，性生活较少的夫妇，如工作繁忙经常不能在排卵期性交的夫妇，这种情况也可以考虑冷冻精液，以便在排卵期不错过治疗；③轻度少精子症、弱精子症、精液液化异常的男性，特别是精子数目正常，但精子活力下降者；④因医学治疗需要冷冻精液的男性；⑤因子宫颈原因导致精子在女性生殖道内运行障碍的女性；⑥排卵障碍或轻度子宫内膜异位症的女性；⑦不明原因不孕的女性也可以选择行 AIH。

有些人群并不适合行 AIH，如患有不适宜妊娠或妊娠后可能会加重的其他系统疾病和严重生殖器官畸形的女性，精液明显异常的男性，还有合并其他因素需要行 IVF 助孕的夫妇。双方任何一方患有严重精神疾病、急性泌尿生殖道感染、性传播疾病的情况，也不适合行 AIH。

47 | AIH 中是否需要使用促排卵药物？

不是所有的 AIH 都需要使用促排卵药物。生殖医师根据是否使用促排卵药物，将 AIH 分为自然周期 AIH 或促排卵周期 AIH。

自然周期 AIH 要求患者月经周期规律且能正常排卵。排卵一般发生在下次月经来潮前 14 天左右。一般在月经第 9~11 天开始超声监测卵泡发育及子宫内膜情况；当卵泡直径达 14 mm 开始监测血或尿 LH 水平，根据卵泡大小及 LH 峰值来预判排卵时间，可在排卵前后行 AIH。

促排卵药物的使用大大提高了 AIH 的成功率，常用的促排卵药物及方案，类似于 PCOS 促排卵方案（见问题 26），主要包括氯米芬/来曲唑促排卵+hCG 诱发排卵；或促性腺激素促排卵+hCG 诱发排卵，或联合氯米芬/来曲唑+促性腺激素一起促排卵（图 7-2）。通常自然周期可不用 hCG 诱发排卵，促排卵周期的卵泡不破裂综合征发生率较高，为了提高效率，多联合使用 hCG。当卵泡成熟，直径达 18~22 mm，肌内注射 hCG 触发排卵，hCG 后 24~48 小时内行 AIH。使用促性腺激素时，需要根据个体情况和后续卵泡生长情况来选择和调整促性腺激素的用量，避免多卵泡发育，必要时可取消周期或转行 IVF 治疗。

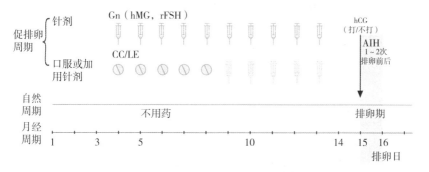

图 7-2　AIH 自然周期及促排卵周期

注：CC. clomiphene citrate，氯米芬；LE. letrozole，来曲唑；Gn. gonadotropin，促性腺激素；hMG. human menopausal gonadotropin，人绝经期促性腺激素；rFSH. recombinant FSH，重组人促卵泡激素；hCG. human chorionic gonadotropin，人绒毛膜促性腺激素；AIH. artificial insemination with husband sperm，夫精人工授精

48 什么时候做 AIH 手术？

精子和卵子在输卵管中适时相遇才能受精后形成胚胎，所以需要选择合适的时间进行人工授精。正常生理状况下，射入阴道的精子大部分排出体外，不到1%的精子可以穿过子宫颈黏液并上游至子宫腔及输卵管。精子在女性生殖道不同部位存活的时间不同，在阴道内仅存活2.5小时，子宫颈内为5~7天，子宫腔内为24小时，输卵管内为2~5天。成熟卵母细胞在排出后24小时内维持受精能力，12小时内能力最佳。考虑精子的存活时间明显长于卵子，故卵子排出的时间是关键。排卵时间主要通过月经周期、血或尿 E_2 及 LH 水平、超声监测卵泡大小及 hCG 注射时间等来确定。根据精子和卵子的特性，AIH 在排卵前48小时和排卵后12小时内成功率最高，可行1~2次 AIH。AIH 术后14天可以抽血检测血 hCG，确定是否成功妊娠。

49 AIH 的妊娠率有多少？

妊娠是 AIH 治疗的最终目标，也是接受该治疗的夫妇最关心的问题。AIH 的妊娠率受诸多因素影响，如不孕因素、年龄、AIH 方法、周期准备方案、授精时机把控、精子数目及质量、子宫内膜厚度及子宫腔情况，其中女性年龄及是否合并其他不孕因素影响最大。

目前，国内 IUI 周期平均妊娠率为 10%～15%。总体上，自然周期 IUI 妊娠率较促排卵周期略低；IVI 或 ICI 妊娠率低于 IUI 妊娠率；>35 岁的女性，IUI 妊娠率低于 35 岁以下者。

50 | AIH 治疗周期中可以性交吗？

一般情况下是可以的，但在临床上，为了保证 IUI 中精子数目及质量，仍建议在实施 IUI 术前 2～3 天不要性交。一部分夫妇若在 IUI 术前不久有性交，在 IUI 手术日容易出现男性取精困难。对于少精子症、弱精子症、畸形精子症患者，建议 IUI 前 3～5 天内最好避免性交，以保证精子数目和质量。

因多卵泡发育而取消周期的患者，最好不性交或带避孕措施性交。因为即使取消周期，停用了促排卵药物，卵泡仍可继续生长并排卵，多个卵泡排卵可能会导致多胎妊娠发生，所以建议此类患者取消周期并避孕，避免多胎妊娠发生。笔者生殖中心曾接收外院促排卵后八胎妊娠的患者，考虑风险问题，原本建议直接行流产术，但患者坚决要求尝试减胎，在经过 2 次减胎术后安全保留了 2 胎，现已活产。虽然有成功案例，但多胎和减胎均有风险，应预防为主。

51 IUI 有什么并发症？

IUI 的并发症较少，主要包括卵巢过度刺激综合征、出血、腹痛、感染、多胎妊娠等。

个体对药物的敏感性不一，AIH 中使用的促排卵药物剂量虽然明显低于 IVF，但少部分患者仍可能会出现卵巢过度刺激综合征，表现为卵巢增大、胸腔积液、腹水、血液高凝状态等（见问题 67）。

IUI 时，插入导管的过程中可能会损伤子宫颈黏膜或子宫内膜，引起少量出血。一般出血量少，可以自行停止，无须特殊处理，不用过于紧张。

IUI 后偶有急性盆腔炎症发生，可能与术中生殖系统炎症、消毒不严、精液含有细菌等相关。此类情况可以使用抗生素治疗。

IUI 很少发生明显腹痛，少数患者可能感觉轻微的下腹部胀痛。现在的 AIH 手术一般都使用经过处理的精液，去除了前列腺素等引起子宫痉挛的物质。女性过于紧张或术中推注精液速度过快可能会引起子宫一过性痉挛，一般休息后可缓解。

促排卵药物的使用使 IUI 多胎率上升。多个卵泡发育时（通常≥4个），建议取消 AIH 周期以避免多胎妊娠；或建议转 IVF 周期，以减轻患者负担、避免浪费卵子。

不孕不育症 100 问

52 | 什么情况下应该寻求进一步的辅助生殖治疗？

问题 46 介绍了 AIH 的适应人群。有些患者并不适合行 AIH，如双侧输卵管异常者，严重盆腔子宫内膜异位症者，多年不孕合并单侧输卵管异常者，高龄女性，卵巢功能减退者，严重少精子症、弱精子症、畸形精子症男性，建议直接行 IVF 助孕。同时，≥3 个 IUI 周期失败的患者也可转行 IVF 进一步治疗。

（李　莉　杨旭辉）

第 8 章

IVF 及其相关技术

53 | 什么是 IVF？流程是怎样的？

1978 年，IVF 在英国奥尔德姆首次被成功应用，通过自然周期-IVF（natural cycle-IVF，NC-IVF）技术，世界上第一例试管婴儿 Louise Brown（路易斯·布朗）出生。到目前为止，已有 800 多万例儿童通过体外受精技术出生。这项技术彻底改变并极大提高了临床治疗不孕症的成功率，即使是一些非常难治疗的不孕症患者也通过 IVF 成功妊娠。体外受精技术虽不是治疗不孕症的"万能药"，但其革新了不孕症治疗的方式和理念。

顾名思义，体外受精是指将本应该在输卵管中的"工作"——受精，移到体外，改在胚胎实验室进行。IVF 治疗过程分为 5 个阶段（图 8-1）。

（1）第一阶段：卵巢刺激——控制性促排卵治疗。一般情况下，每个月经周期只有一个卵泡（或卵子）发育并成熟，这个自

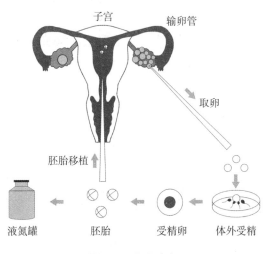

图 8-1 IVF 流程

注: IVF. in-vitro fertilization,体外受精

然发育的单个卵泡可以在卵子成熟时抽取出来,在体外受精形成胚胎,这就是NC-IVF。世界首例试管婴儿的诞生就采用了这种技术。由于自然周期的取卵时间不容易把握,出现获卵失败的可能性高,还存在卵子不正常、不受精等情况,故为了提高 IVF 的效率,希望每一次取卵能获得相对更多一些的适量卵子。目前,国内外大多数生殖中心主要采用以注射药物进行控制性促排卵的 IVF 周期(control ovarian stimulation-IVF,COS-IVF)。这个过程中,需要多次行超声检查和血液激素测定,以监测卵巢内的卵泡发育情况。

常用的促排卵药物如下。

1) 含有等量 FSH 和 LH 的药物，如尿促性素（常用 hMG、注射用高纯度尿促性素）。

2) 只含有 FSH 或 LH 的药物，如含 FSH 的注射用重组人促卵泡激素、重组促卵泡素 β 注射液等，含 LH 的注射用重组人促黄体激素 α。

（2）第二阶段：取卵。取卵手术是在患者镇静或麻醉的状态下，在带有特制穿刺架的阴道超声探头引导下进行的。取卵针穿过穿刺架经阴道穹隆刺入卵巢中的卵泡，卵泡液在负压的吸引下很容易被吸出。随后，胚胎学家在显微镜下寻找卵泡液里的卵子。接下来，卵子和精子会被共同放在一个含有培养液的培养皿里培养 3~6 天。如果存在严重的男性不育因素，则需要在取卵的几小时后进行 ICSI。

（3）第三阶段：胚胎培养。取卵后第 1 天就可以知道卵子的受精情况。值得一提的是，医师会将患者体内大、中、小卵泡都抽吸干净，但成熟卵子多在直径>14 mm 的卵泡内被找到。即使是成熟卵子，其受精率也只有约 70%。此外，还有些胚胎会被淘汰，所以健康胚胎的数目多数少于取卵数。

取卵后的第 2~3 天可以选择可移植胚胎进行移植。如果胚胎在实验室继续培养至第 5~6 天，即囊胚阶段，有利于选择更优质的胚胎，因为即使在第 3 天看起来好的胚胎也有可能停止发育而不能发育至囊胚。因此，选择第 5~6 天的囊胚会有更高的种植率。此外，还有证据表明，培养到第 5~6 天的胚胎与子宫内膜的同步性更好，因为在自然情况下，胚胎是在排卵后的第 5~6 天才进入子宫腔并在子宫内膜植入的。移植日医师和胚胎学家将会根据胚胎的数目和质量，和患者沟通讨论后决定移植胚胎的数目。多余的可移植胚胎将用液氮低温冷冻保存。这些冷冻的胚胎以后可以解冻复苏再被移植到患者子宫内，免去了再促排卵及取卵等治疗。冷冻劣质胚胎价值有限，种植率极低，甚至可能在解冻过程中死亡。

（4）第四阶段：胚胎移植。胚胎移植是 IVF 周期中最重要的环节之一。在这个阶段，胚胎被移植到子宫，过程类似 IUI。研究显示，在腹部超声引导下进行胚胎移植可以提高成功率，因为这样有利于胚胎被准确地移入子宫腔合适的位置，目前很多生殖中心包括笔者所在的生殖中心均采用这种方法。移植日患者需憋尿，以便在超声下看到胚胎的移植。胚胎移植手术仅耗时 1~2 分钟即可完成，且不需要麻醉。

（5）第五阶段：移植后的用药及随访。胚胎移植术后患者需常规补充黄体酮（见问题 65）。如果移植后雌激素明显下降，还需补充外源性雌激素。移植后 2 周抽血测 hCG 验孕，如结果阳性，可继续安胎治疗；胚胎移植术后 4 周通过阴道超声检查确定是否为子宫内妊娠。若胚胎发育正常，此后定期行超声检查及产检；若发现胚胎发育异常，则需及时行流产术；若为宫外孕，则需根据具体情况行保守治疗或手术治疗。还有一种可能是血 hCG 阳性，但最后 hCG 下降，B 超不能看到子宫内或子宫外妊娠声像，或组织病理学未见绒毛，这种情况称为生化妊娠。

54 什么情况下需要进行 IVF 治疗？

　　并不是所有的不孕不育症夫妇均需要接受 IVF 治疗，只有经生殖专家全面评估男女双方不孕不育的原因后才能决定。一般情况下，经过药物或手术或 AIH 治疗仍不能妊娠，IVF 则成为首选治疗。适宜 IVF 的情况主要包括女性盆腔输卵管病变、子宫内膜异位症、排卵障碍、高龄、卵巢功能减退、严重男性因素不育、不明原因不孕等。很多不孕不育症夫妇往往是多因素导致的不孕不育，故生殖专家会综合分析患者夫妇的病情，考虑双方年龄、不孕不育年限、不孕不育原因、女性卵巢储备功能等多个方面，并与夫妇充分探讨后再决定是否行 IVF 治疗。还有一些特殊情况也可行 IVF 治疗，如需要生育力保存的肿瘤患者，其中未婚患者需要施行卵子冷冻，并不需完成 IVF 的所有步骤。

55 IVF 的成功率有多高？

　　总体而言，自 1978 年 IVF 首次成功应用以来，经过 40 余年的发展，IVF 的成功率显著提高，但不同国家及生殖中心仍可能存在较大差异，不同人群的成功率亦存在较大差异。患者年龄、不孕不育原因、不孕不育年限、生殖中心的专业经验、移植胚胎的数目、IVF 的用药方案（自然周期或促排卵周期）等因素都会影响成功率，而年龄最关键。

对于 35 岁以下的女性，大部分将在 1~3 个治疗周期内妊娠。事实上，她们中许多人第一次尝试便成功了。女性随着年龄增长妊娠率逐渐下降，流产率逐渐增加，因为老化过程影响了卵子的质量。目前，国内外报道的单次 IVF 周期的总体平均临床妊娠率为 30%~50%。需要强调的是，临床妊娠率的意义需要具体分析，其计算公式为新鲜胚胎移植周期或冷冻胚胎移植周期中临床妊娠人数/对应的移植人数；当很多人因各种原因取消移植，分母就变小了，这个妊娠率就会更高；但如果计算所有接受 IVF 助孕的人群，分母变大了，这个临床妊娠率就会降低。因此，现在有很多专家更推荐用累积妊娠率来评估 IVF 的效率。我们在看到一个很高的临床妊娠率数据时，需要仔细分析。事实上，不同生殖中心的数据差异可能较大，除上述影响因素外，部分原因可能与患者的选择有关，如有些生殖中心会挑选更年轻或病情简单的患者行 IVF 治疗，故成功率自然会高于那些接受困难患者的生殖中心。患者夫妇应选择医疗技术过硬的生殖中心，并与生殖内分泌医师充分讨论自己的成功率。

56 | IVF 治疗后出生的孩子健康吗？

经 IVF 治疗后出生的孩子是否健康，这是接受治疗的夫妇及所有生殖医师共同关注的问题。目前认为，无论是否使用 ICSI 或 PGD/PGS 技术，IVF 治疗总体是安全的。

很多研究均证实，IVF 治疗后出生的孩子的结局与自然妊娠类似。也有部分研究显示，某些技术的子代风险可能轻度增加，但这并没有足够的科学证据得出明确结论。因为要严谨地研究这个问题，需要很严格地选择对照人群，不孕不育症夫妇行 IVF 治疗后出生的孩子最好的对照人群应该为那些相同因素性不孕不育的夫妇却自然妊娠后出生的孩子，而实际上这个难以做到。还有不少研究指出，应充分考虑子代父母患有不孕不育症这个重要影响因素，因为不孕不育症本身与较高的子代异常和妊娠期并发症相关。

著名的《新英格兰医学杂志》2012 年发表了一项大样本研究。该研究统计了南澳大利亚州 308 974 名（含 6163 名辅助生殖技术）出生孩子的健康状况。结果显示，校正了父母本身的影响因素后，IVF 子代出生缺陷与自然妊娠相似；ICSI 鲜胚移植周期子代出生缺陷风险较自然妊娠略增加，但冷冻胚胎移植周期子代出生缺陷的风险没有增加。

IVF 助孕妊娠后，最常见的母婴并发症就是多胎妊娠早产。

早产的风险与双胞胎显著相关，50%的双胞胎在预产期1个月前甚至更早出生。还有研究表明，"试管婴儿"即便是单胎妊娠也存在较高的低出生体重和早产的风险，但这是患者不孕本身还是使用辅助生殖技术造成的，目前仍存在很大争议。2015年，《人类生殖》杂志曾发表过一项重要研究，研究中丹麦研究人员对1988—2007年通过辅助生殖技术出生的6.2万单胞胎婴儿和近3万双胞胎婴儿进行调查。结果表明，对于相同胎儿数目的妊娠，辅助生殖技术受孕出生的婴儿在发生早产、低体重儿、死胎及新生儿死亡方面与自然受孕无差别。

关于辅助生殖技术及其衍生技术可能导致的出生缺陷仍将是一个饱受争议的话题。胚胎移植前的显微操作，如胚胎活检、辅助孵化等的潜在风险仍然未知。到目前为止，虽然全世界有超过800万的试管婴儿出生，但只有相对较少的孩子是采用了PGD/PGS或其他显微操作，如受精失败当天进行补救ICSI。当考虑采用这种新治疗方法时，医师需要告知患者或夫妇任何已知或可疑的风险。

57 | 一次可以移植几个胚胎？需要考虑哪些因素？

IVF的治疗目标应该是足月、单胎、健康新生儿，尽量减少双胎妊娠，杜绝三胎妊娠分娩。移植胚胎的个数非常关键，多胎妊娠绝大多数由移植多个胚胎引起，仅少部分是由一个胚胎分裂而成。因此，减少移植胚胎数目是降低多胎妊娠的最有效措施，而目前最主张的是选择性单胚胎移植。

我国国家卫生健康委员会于 2003 年 8 月颁布的《人类辅助生殖技术管理办法》中规定：35 岁以下的女性第一周期移植胚胎数目不超过 2 个，其他情况下移植胚胎数目不超过 3 个。随着体外受精胚胎移植术（in vitro fertilization and embryo transfer，IVF-ET）及其衍生技术的广泛开展，控制性促排卵方案的逐步完善，实验室技术的不断提高，胚胎种植率及临床妊娠率均显著增高，而移植胚胎数均为 2~3 个，随之而来的是 IVF 的多胎妊娠发生率明显高于自然妊娠者，可高达 40% 左右。鉴于多胎妊娠所带来的母亲安全风险和子代风险，为了降低 IVF 多胎妊娠的发生率，在实施 IVF 时，临床医师有必要根据患者的具体情况，包括年龄、孕产史、健康情况、子宫颈情况及胚胎质量［胚胎的挑选方法：形态学、延时摄像（time-lapse）、PGS 等］，以及胚胎发育时期（第 2~3 天的卵裂期胚胎或第 5~6 天的囊胚）等，选择恰当的移植胚胎数目，在不影响临床妊娠率或累积临床妊娠率的前提下，做到个体化选择胚胎移植数目，以降低多胎妊娠的发生率。欧洲在践行单胎活产的理念上已先行一步，单胚胎移植比例明显增加，有些国家已超过 50%。我国亦制定了《关于胚胎移植数目的中国专家共识》，各大生殖中心近年来的平均移植胚胎数目亦在逐步下降。

单胚胎移植最大的缺点是降低了单次胚胎移植的临床妊娠

率。现有的研究表明，单胚胎移植并不影响胚胎着床率，再联合技术成熟的冷冻胚胎移植周期，也不影响多次移植的累积妊娠率。但也需要考虑社会经济因素，故并不是一味强调单胚胎移植，还需要考虑缩短抱婴回家的时间及医疗费用等问题。为了降低辅助生殖技术的多胎妊娠率，更好地保障母婴安全，各国相继推出并更新符合自己国情的单胚胎移植指南。我国的专家共识推荐以下情况应行选择性单胚胎移植，包括卵裂期胚胎或囊胚：①第 1 次移植，没有明显影响妊娠因素的患者（这里需要强调年龄对妊娠率的重要影响，对于 35 岁以下女性尤其推荐，当患者>40 岁，通常可考虑移植 2 个胚胎）；②子宫因素不宜双胎妊娠者，如瘢痕子宫、子宫畸形或矫形手术后、子宫颈功能不全或既往有双胎妊娠流产、早产等不良孕产史者；③全身状况不适宜双胎妊娠者，如患有能有效控制的全身性基础疾病者，还包括身高<150 cm、体重<40 kg 等因素；④经过 PGD/PGS 获得可移植胚胎者；⑤经卵子捐赠的受卵者胚胎移植周期。

当出现胚胎质量差或既往多次移植失败时，可酌情增加移植胚胎数目，但不能超过 3 个。

关于胚胎移植数目，除了以指南或专家共识作为指导，各生殖中心应该根据自己的数据来制定相适用的标准，并定期修正。而且还需要由医师与患者夫妇进行充分沟通，告知多胎妊娠的母婴风险和预防的重要性，并签订知情同意书后最后决定。

为了母亲和孩子近期及远期的健康，我们真诚地祝愿每一位母亲都能健康分娩。为了实现优生优育，应尽量避免自认为高效率的"一胎生俩"的妊娠，尽量实现单胎、足月、健康分娩。

58 | IVF 后为什么还会有宫外孕？

宫外孕是指受精卵着床于正常子宫腔以外的任何部位，其中以输卵管妊娠最常见。IVF 治疗后发生宫外孕的确切机制尚不清楚。一种观点认为，被移入子宫腔内的未着床胚胎会随着子宫收缩及子宫腔内液体的流动游走到输卵管等子宫腔之外的位置。2014 年，欧洲的一项大样本回顾性研究表明，2002—2012 年欧洲 IVF 助孕后的宫外孕发生率为 1.0%~2.0%。而国内的数据显示，IVF 后宫外孕的发生率为 0.5%~3.0%。当使用微刺激方案或在子宫内膜过薄的情况下，宫外孕的发生率可能增加。近年来，腹部 B 超引导下胚胎移植术的应用使胚胎能在子宫腔内被更精准地定位，这样有助于减少宫外孕的发生；且随着更符合生理状态的囊胚移植的推广及输卵管病变的提前处理，进一步降低了宫外孕的发生率。但这些措施并不能完全避免 IVF 后的宫外孕，如胚胎可能在子宫颈、子宫角、输卵管间质部或输卵管的术后残端处着床，导致宫外孕。

59 | IVF 有没有年龄限制或其他限制？

IVF 并没有严格的年龄限制，但是年龄是影响 IVF 成功率最重要的因素。IVF 成功的前提是获得女性优质的卵子。随着年龄增长，女性的卵巢功能逐渐下降，而且难以逆转。女性在 35 岁以后，卵巢功能开始明显下降，年龄越大，卵子的数目和质量下降得越显著。研究显示，不管是自然受孕还是辅助生殖助孕，40 岁以上的女性与 40 岁以下的女性相比，妊娠率及活产率均显著降低。数据显示，40~41 岁女性的活产率约为 12%，41~42 岁者约为 6%，42 岁以上者不到 5%，45 岁以上者极低，这时的妊娠可以说是运气。因此，国内外大多数生殖中心不建议 42 岁以上的女性行 IVF 治疗，特别是 45 岁及以上者，如果一定要行 IVF 治疗，供卵是最好的选择。实际上，在少数患者的强烈要求下，还是有一些 45 岁及以上的女性选择尝试行 IVF 助孕。因男性生育期长，理论上可终身生育，故并没有明确规定上限年龄，但也应尽量在最佳生育年龄生育为妥。

还有一部分女性，在 40 岁以前就出现了闭经、卵巢衰竭〔卵巢早衰（premature ovarian failure，POF）〕，卵巢几乎无法产生卵子，也不应行自体卵子 IVF 助孕治疗，供卵 IVF 是更好的选择，也可以选择领养。

此外，出现以下情况时，亦不能行 IVF 助孕：①男女任何一方患有严重的精神疾病、泌尿生殖系统急性感染、性传播疾病；②患有《母婴保健法》规定的不宜生育、目前无法进行胚胎植入前遗传学诊断的遗传性疾病；③任何一方具有吸毒等严重不良嗜好；④任何一方接触致畸量的射线、毒物、药品，并处于作用期；⑤女方子宫不具备妊娠功能或有严重躯体疾病不能承受妊娠。

60 什么是"第二代试管婴儿"技术？与 IVF 有什么不同？

ICSI 即卵质内单精子注射，俗称"第二代试管婴儿"，顾名思义，就是把一条精子注射到卵子胞质内，完成受精。其操作过程是由实验室的胚胎学家借助显微操作系统在显微镜下选取一条形态正常的精子，通过一根比头发丝还细的玻璃管注射到卵子的胞质内以完成受精过程（图 8-2）。ICSI 操作跨越了精子运动、顶体酶释放、颗粒细胞消化、精卵结合、透明带反应等一系列步骤，大大降低了卵子受精对精子数目的要求（从百万的数目降低到个位数），是严重男性因素不育患者最有效的治疗方法。

广义上讲，IVF 是体外受精技术的通称，前面几个问题中 IVF 都用的是广义概念；但狭义上讲，IVF 是指"第一代试管婴儿"。需要强调的是"第二代试管婴儿"并非是"第一代"的升级版，也不能取代"第一代"。ICSI 与 IVF 在适应证上有所差别，适合

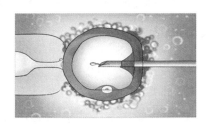

图 8-2　ICSI 示意图

注：ICSI. intracytoplasmic sperm infection，卵质内单精子注射

不同人群，只是因为这个技术的出现比 IVF 晚了十多年，所以被称为"第二代"。

从整体流程上讲，ICSI 和 IVF 在大部分环节是一致的，只是在取卵手术后的受精环节有差别。在常规的 IVF 中，卵子和处理后的精子置于有培养液的培养皿中共同孵育，让精子大军相互竞争，完成卵子体外受精。ICSI 是胚胎学家在显微镜下选一条"英俊顺眼"的精子，以显微操作的手法直接把这条精子注射到卵子的胞质内，人工显微操作完成体外受精。

数据显示，ICSI 和 IVF 有着相似的种植率和妊娠结局。通过任何一种方法产生的胚胎不应该被认为是优于另外一种的。目前的研究认为，ICSI 是一种经过验证的、安全的体外受精方法，其本身并不增加子代出生缺陷的风险。

61

什么人需要行 ICSI？能预防性使用 ICSI 吗？

大多数接受"试管婴儿"技术治疗的夫妇只需要采用 IVF，并不需要行 ICSI。根据我国国家卫生健康委员会相关文件规定，ICSI 的适应证包括：①严重的少精子症、弱精子症、畸形精子症；②不可逆的梗阻性无精子症；③生精功能障碍（排除遗传缺陷疾病所致）；④免疫性不育；⑤IVF 受精率低或受精失败；⑥精子顶体功能异常；⑦需接受 PGD/PGS（"第三代试管婴儿"技术）治疗的患者。国内正规生殖中心对 ICSI 的指征把握都非常严格，必须在符合上述指征的情况下才可以选择 ICSI 治疗。

严重男性因素不育的标准在不同生殖中心之间存在差异。国外有些生殖中心甚至对所有患者（或几乎所有患者）使用 ICSI，他们认为辅助受精有利于尽量避免 IVF 完全受精失败的风险，但大多生殖中心都会采用较严格的精子质量参数标准。一般情况下，精液分析结果严重异常时可考虑采用 ICSI，如精子密度 $<5\times10^6/ml$、PR 百分率 <10%、正常形态精子百分数 <1%。若前一个 IVF 周期受精率低（正常受精率 <30%）或完全失败，下一个周期应改行 ICSI。对于男性无精子症，穿刺睾丸或附睾获得的精子未完全成熟，不能使卵子受精，也必须行 ICSI。

IVF 的受精率一般为 70%~80%，还有约 5% 的周期会出现完全受精失败。为了避免出现受精率低或完全失败的可能，能否预防性使用 ICSI？ICSI 虽然被认为是安全的，但毕竟多了一步人为操作，出于尽量自然的考虑，多数生殖专家都不推荐 ICSI 为治疗首选，也不推荐预防性使用 ICSI，但可以使用补救 ICSI，即在卵子被判断为受精失败后，对这些卵子进行补救 ICSI，以期挽救一些卵子，改善助孕结局。

补救 ICSI 又分为晚期补救（长时受精补救）和早期补救（短时受精补救），其关键区别在于判断卵子是否受精及行补救 ICSI 的时机。前者是在取卵加入精子后 18~22 小时（取卵后第 2 天）观察卵子是否受精，这种被称为"长时受精"，若发现卵子未受精或受精率低，则行补救。后者是在加入精子后 4~6 小时观察卵子是否受精，这种被为"短时受精"，再决定是否行补救 ICSI。研究显示，"短时受精"较"长时受精"更能提高胚胎发育潜能、增加妊娠率。目前，国内大多数生殖中心都会采用短时受精，以期早期发现卵子受精失败行补救 ICSI。

还有些生殖中心会使用 half-ICSI，即将卵母细胞分为两半，一半行常规 IVF 受精，另一半行 ICSI。half-ICSI 作为潜在受精障碍者的备选，能在一定程度上预防 IVF 完全受精失败。例如，夫妇从未有妊娠史、不孕不育年限长、不明原因不孕不育等情况可行补救 ICSI 或 half-ICSI，以防精卵结合障碍。

实际上，不同的生殖中心的 ICSI 标准会有差异，而且不同医师间的标准也可能存在差异。因此，任何一家生殖中心都应该制定自己的 ICSI 操作指南，每位医师按指南来操作。特殊情况还可以提交科室讨论后再决定。

62 | 医师建议采用辅助孵化，什么是辅助孵化？为什么需要做辅助孵化？

实际上，所有人都是在早期胚胎的囊胚期被"孵化"出来的，人类胚胎从类似"蛋壳"的透明带中孵化出来，才可以在子宫内膜上种植。胚胎学家在体外培养胚胎时发现有些胚胎的透明带在体外变硬（称为透明带硬化），导致胚胎不能孵出；而有些胚胎透明带有异常特征，如较厚、颜色暗等，致使透明带不能破裂。另外，有些胚胎有较多碎片，它们的透明带虽然正常，但是也不能正常孵出。由于上述原因，胚胎学家发明了一种帮助胚胎从透明带里孵出的方法，称为辅助孵化（图8-3）。它是用机械、化学或物理的方法在透明带上打一个小孔，囊胚就会从这个小孔中孵出。辅助孵化应用于新鲜周期移植的价值一直存在争议，目前的证据不推荐对所有移植的胚胎进行辅助孵化。对于那些临床预后较差者，如反复种植失败、胚胎质量较差、胚胎透明带异常、高龄（>38岁）、行冷冻胚胎移植者，辅助孵化可能可以改善种植率。

一般认为，辅助孵化的风险相当低。有报道称，机械法辅助孵化会增加同卵双胎的概率，而化学法或激光法则不会。目前尚没有证据表明，辅助孵化会损害胚胎或会导致子代出生缺陷的增加。

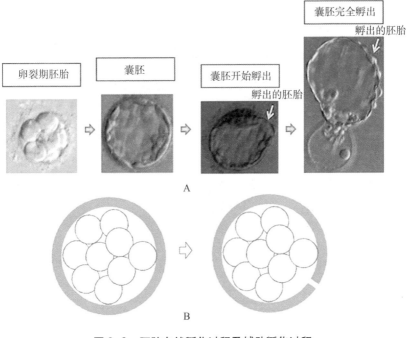

卵裂期胚胎　　　囊胚　　　　　　　囊胚开始孵出　　　　囊胚完全孵出

孵出的胚胎　　　　　孵出的胚胎

A

B

图 8-3　胚胎自然孵化过程及辅助孵化过程

注：A. 胚胎自然孵化；B. 辅助孵化

63 | 在 IVF 中有哪些促排卵方案？如何选择最合适的方案？

促排卵方案是辅助生殖技术中最关键的部分之一。自 1978 年世界上第 1 例试管婴儿诞生至今，辅助生殖技术在全球范围内广泛开展，生殖医学专家们在这几十年中不断探索和优化辅助生殖技术，特别是各种各样的促排卵方案，理想的促排卵方案应该是在获得最佳的卵子数目、胚胎数目及良好的妊娠结局的同时，避免发生并发症，特别是中、重度卵巢过度刺激综合征。

目前，常用的方案包括长方案、超长方案、改良超长方案、拮抗药方案、微刺激方案、短方案、卵泡期高孕激素状态下的促排卵方案、黄体期促排卵方案、自然周期方案等（图8-4）。

每一例患者的促排卵方案的最终确定都需要经过慎重的综合考虑。主要需要结合患者的年龄、卵巢功能、体重、既往对促排卵药物的反应及治疗结局等具体情况，同时根据患者不孕的病因、行业内的专家共识、国内外最新的临床研究数据及长期的临床经验，在标准化和个体化之间找到一个平衡点。当然，不孕症患者也可以向医师表明自己的想法，患者的主观意愿也是医师制订促排卵方案的重要参考依据，所以最好的选择是和医师进行有效的沟通，信任医师，选择适合的最佳治疗方案。

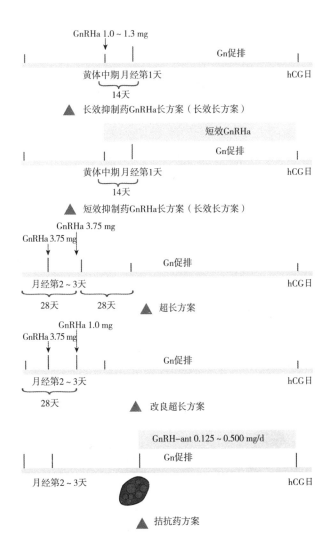

（待　续）

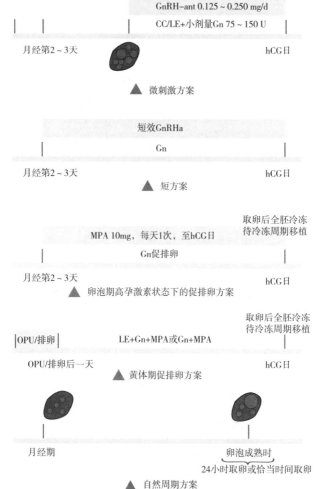

GnRH-ant 0.125 ~ 0.250 mg/d

CC/LE+小剂量Gn 75 ~ 150 U

月经第2 ~ 3天　　　　　　　　　　　　　　　　　　hCG日

▲ 微刺激方案

短效GnRHa

Gn

月经第2 ~ 3天　　　　　　　　　　　　　　　　　　hCG日

▲ 短方案

取卵后全胚冷冻
待冷冻周期移植

MPA 10mg，每天1次，至hCG日

Gn促排卵

月经第2 ~ 3天　　　　　　　　　　　　　　　　　　hCG日

▲ 卵泡期高孕激素状态下的促排卵方案

取卵后全胚冷冻
待冷冻周期移植

|OPU/排卵|　　　LE+Gn+MPA或Gn+MPA

OPU/排卵后一天　　　　　　　　　　　　　　　　　hCG日

▲ 黄体期促排卵方案

月经期　　　　　　　　　　　　卵泡成熟时
　　　　　　　　　　　　　　24小时取卵或恰当时间取卵

▲ 自然周期方案

图 8-4　各种促排卵方案

注：hCG. 人绒毛膜促性腺激素；Gn. 促性腺激素；GnRHa. 促性腺激素释放激素激动药；GnRH-ant. 促性腺激素释放激素拮抗药；CC. 氯米芬；LE. 来曲唑；OPU. ovum pick-up，采卵；MPA. medroxyprogesterone acetate，安宫黄体酮

64 什么是长方案？降调节是什么？

长方案就是 GnRHa 方案。GnRHa 方案仍是目前主流的促排卵方案，主要用于卵巢功能正常的患者，见图 8-4。问题 1 中详细介绍了正常妊娠的过程及内分泌调节过程，LH 峰是诱发排卵的关键激素，当一次促排卵中多卵泡发育时，容易提早诱发 LH 峰，导致卵泡过早黄素化及排卵；而应用 GnRHa 可以抑制垂体过早分泌 LH 峰，提高卵子质量，增加获卵数，改善妊娠率。一般于前次月经周期排卵后第 5~8 天（月经周期的 19~21 天）或人工月经周期撤药前 6 天皮下注射 GnRHa（如醋酸亮丙瑞林），即降调节，通常用量为每次 0.8~1.5 mg，14 天后开始注射促性腺激素（如注射用重组人促卵泡激素、重组促卵泡素 β 注射液等）促进卵泡生长发育。目前使用的长效 GnRHa 的剂量是每支 3.75 mg，通常生殖中心会为了节省患者的费用，将 1 支全剂量的 GnRHa 分给 2~3 个人使用，俗称"打分针"。此外，目前还有短效的 GnRHa 制剂，通过每天连续注射也可以达到良好的降调节作用。

但是，长方案也有一些缺点。GnRHa 在用药早期会导致垂体短期分泌 FSH 和 LH，容易导致卵巢囊肿。但在用药 10~14 天后，GnRHa 对垂体转为持续抑制作用，导致 LH 水平维持在低水平，可能导致促排卵时间延长、促排卵药物使用剂量增加、患者花费增高、卵泡发育多、卵巢过度刺激综合征发生率增高等不足。因此，长方案并不适用于所有患者，如容易出现卵巢过度刺激的 PCOS 患者或卵巢功能非常低下的患者。医师会根据患者的特点，选择合适的促排卵方案。

65 IVF 治疗中为什么需要黄体支持？常用的黄体酮制剂有哪些？如何选择？

　　IVF 治疗中，取卵术后绝大多数生殖中心会给患者进行黄体支持。取卵时，生产雌激素、孕激素的颗粒细胞包围在卵子周围，被抽吸到体外，导致体内黄体功能不足，特别是可能导致促进胚胎着床的孕激素缺乏，故会常规补充黄体酮。此外，长方案中使用的降调节药物 GnRHa（如注射用醋酸曲普瑞林）长时间抑制垂体分泌维持黄体的激素 LH，导致取卵后卵巢颗粒细胞生产雌激素、孕激素不足。多年来，黄体支持已在促排卵-IUI 周期和 IVF 中被常规应用；由于是针对不孕症的治疗，即使冷冻胚胎移植周期中仍在常规使用黄体支持。许多研究显示，行黄体支持能提高妊娠率，减少流产率。

　　最常用于黄体支持的是黄体酮类药物，还有非黄体酮的黄体支持，如 hCG、GnRHa。根据黄体酮的剂型及用法不同，常用的黄体酮剂型分为肌内注射、口服及阴道用。最传统及使用最多的应该是肌内注射黄体酮油剂，价格便宜是其主要优势。但由于油剂不好吸收，容易出现注射部位疼痛、硬结、红疹、炎症及水肿，且因肌内注射常需要在医院或找专人注射，用药不方便，还可能出现少见的严重不良反应如嗜酸细胞性肺炎或脂膜炎，很多经济情况较好、工作繁忙、肌内注射不方便的人群常不会选择。

常用的口服制剂有天然黄体酮胶囊，还有类天然的地屈孕酮，后者因效果好且安全，在临床上应用广泛。使用方便、灵活是其主要优势。但是由于需要经消化道吸收及肝的首过效应，容易导致血药浓度不稳定，药物利用度下降。部分患者口服黄体酮可能会出现头晕、倦怠、嗜睡、恶心等不良反应。此外，口服黄体酮无法在血液中检测，无法监测血药浓度，这些都限制了口服黄体酮的使用。

阴道用制剂常用的有黄体酮缓释凝胶、微粒化黄体酮等，主要通过局部使用直接提高子宫的孕酮浓度而发挥作用，吸收及利用率较高。阴道途径使用的黄体酮不经过肝代谢，不存在肝的首过效应，用药后子宫局部血药浓度较高。阴道用制剂使用方便，无须注射，无口服带来的头晕等不适，但多数价格偏贵，部分药物及不能吸收的残渣会排出体外而带来一些不适，也不能在血中检测到孕酮水平。部分阴道用制剂还可以考虑肛门用药。

药物剂型及用药途径的多样化为患者提供了更多的选择空间，患者可以根据对用药途径的要求及费用进行选择。目前在新鲜周期中，很少单独使用口服黄体酮，多与其他剂型联用。大样本数据显示，阴道用黄体酮在药效方面丝毫不亚于肌内注射黄体酮，且阴道用黄体酮局部药物浓度高、不良反应小，免去了肌内注射的麻烦和痛苦，目前已成为黄体支持药物的首选。

66 医师开了雌激素处方，但包装上说妊娠期禁用，我该怎么办？

卵巢排卵后形成的黄体持续分泌雌激素、孕激素直到妊娠8~10周，此后再由胎盘产生。雌激素、孕激素是子宫内膜发育的关键激素，雌激素促进子宫内膜增厚，然后孕激素使子宫内膜转化为分泌期，才能允许胚胎着床；若着床，雌激素、孕激素是维持妊娠的2种关键激素。任何一种激素缺乏都可能导致妊娠失败或流产。包含这2种成分的药物在冷冻胚胎移植周期或供卵IVF周期的患者中经常使用，用于准备子宫内膜，并且在妊娠后仍需要逐渐减量地维持使用一段时间。对于妊娠后的女性，肯定会非常关心药物对胎儿的安全问题，但目前没有证据表明用于同步这些周期的雌激素会给发育中的胎儿增加风险。

可为什么这些药物的标示上有如此强烈的警告呢？事实上，这个标示是对一种合成雌激素——己烯雌酚在美国使用经验的过度反应。20世纪50~60年代，很多先兆流产的女性使用这种合成的雌激素（不是目前使用的天然雌激素）预防流产。虽然同时期亦有其他研究警告己烯雌酚有致癌作用，但在铺天盖地的广告宣传下，之后的20年里，约有几百万孕妇使用该药来保胎。这些胎儿在出生后都显得非常健康。但这些在母体子宫内接触过己烯雌酚的女性中，不少在青春期就患上了罕见的阴道透明细胞

癌，这是己烯雌酚最先引起人们注意的严重远期并发症。后续的研究还发现，在母体子宫内接触己烯雌酚的女性还容易出现子宫颈及子宫的异常、不孕、流产等情况。

继己烯雌酚的"灾难"后，美国政府决定，所有的类固醇性激素类药物应标示为妊娠期禁忌药，其中还包含雌激素、孕激素复合制剂。而目前由生殖医师开的处方中的雌激素、孕激素等同于由卵巢和胎盘产生的天然雌激素、孕激素。通常情况下，患者可以放心服用由医师开的这些药物。但由于雌激素还有增加血栓形成的风险，如果患者有动静脉血栓栓塞性疾病史或家族史，应和医师充分沟通，合理选择药物剂量和使用时间，或联合应用预防血栓形成的药物治疗。

67 什么是卵巢过度刺激综合征？怎样预防？

卵巢过度刺激综合征是促排卵治疗的主要并发症之一，与过多的卵泡发育和妊娠有关，常见于 IVF 治疗过程中。卵巢过度刺激综合征主要表现为恶心，呕吐，腹部不适，体重增加，卵巢增大，胸腔积液，腹水，少尿，水、电解质平衡紊乱，肾衰竭，血栓形成等症状，严重者可危及生命。

轻度卵巢过度刺激综合征表现为卵巢轻度增大和少量腹水。中、重度卵巢过度刺激综合征表现为大量腹水，甚至会出现胸腔积液。重度卵巢过度刺激综合征会引起恶心、呕吐、气促及脱水。由于腹水不断积聚，患者会越来越不舒服，出现腹胀、胸闷、气促等不适；另外，腹水压迫性引起流经肾的血流减少，继而出现少尿。这时如果不及时进行有效的治疗，患者的状况会急转直下，进一步可能出现血栓和肾功能损伤。严重的卵巢过度刺激综合征患者应住院治疗，主要的治疗方式包括静脉补液、腹水穿刺等，不少病情严重者可能需要多次腹水穿刺。

卵巢过度刺激综合征重在预防，准确合理地使用促排卵药物是关键。绝大多数临床医师都会根据患者的年龄、卵巢功能及体重，预判其对促排卵药物的敏感性，再使用个体化方案。促排卵药物的剂量是预防卵巢过度刺激综合征的关键，但在临床上难以完全避免出现对促排卵药物反应过度、卵泡数目较多且雌激素水平较高的情况，对此应给予卵巢过度刺激综合征预防策略。对于非 IVF 周期，建议取消周期、避孕、禁用 hCG 触发排卵，可改用 GnRHa 以防卵巢内多发囊肿的形成。对于 IVF 周期，可根据促排卵方案选择降低 hCG 用量（如 4000~6000 U）或改用 GnRHa 诱发卵泡成熟，取卵受精后全部胚胎冷冻，适时再行冷冻胚胎移植。

68 | 什么是囊胚培养和囊胚移植？

取卵后第 2~3 天的胚胎为卵裂期胚胎，这时每个胚胎都含有数个细胞（卵裂球），第 2 天的胚胎一般在 4 细胞左右，第 3 天的胚胎一般在 8 细胞左右。胚胎学家会依据卵裂球的数目及形态评估胚胎质量。卵裂球大小均一且没有碎片的胚胎评分较高（Ⅰ级胚胎），卵裂球大小不均一且碎片较多的胚胎评分较低（Ⅳ级胚胎）。一般来讲，评分高的胚胎有更好的种植率及妊娠率。

胚胎如果继续培养，到第 4 天将发育成一个包含 30~50 个细胞的实心球体，这时称为桑葚胚。随后的 1~2 天，实心细胞球体会变成含有清晰可辨内细胞群的空心球体，这种空心细胞团称为囊胚，也是我们常说的第 5~6 天的胚胎。胚胎在体外从卵裂期胚胎培养成囊胚的过程称为囊胚培养。很多生殖中心都会将胚胎培养至第 5~6 天以选出质量更好的胚胎进行移植，一般情况下第 5 天的囊胚优于第 6 天的囊胚。人类胚胎体外发育过程见图 8-5。无论新鲜胚胎还是冷冻胚胎，如果移植的是囊胚即为囊胚移植。

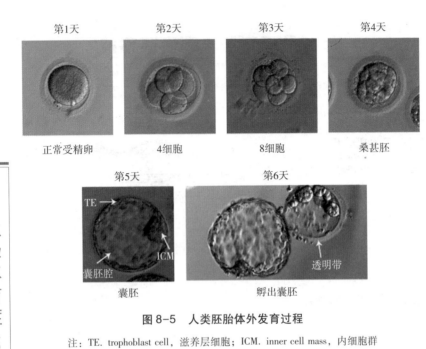

第1天　　　　第2天　　　　第3天　　　　第4天

正常受精卵　　　4细胞　　　　8细胞　　　　桑甚胚

第5天　　　　　　第6天

TE→

ICM→

囊胚腔→

透明带→

囊胚　　　　　　孵出囊胚

图 8-5　人类胚胎体外发育过程

注：TE. trophoblast cell，滋养层细胞；ICM. inner cell mass，内细胞群

69 移植卵裂期胚胎还是囊胚？如何选择？

通常，生殖医师及胚胎学家会根据患者的具体病情及胚胎质量建议最好的移植时间，但选择移植卵裂期胚胎还是囊胚需要综合考虑。人类胚胎在输卵管内受精后直到排卵后第 5 天才进入子宫腔（相当于囊胚阶段）。理论上，囊胚移植时胚胎和子宫内膜会更加同步而获得较高的种植率。但并不是所有的胚胎体外培养都能够形成囊胚，目前多数生殖中心的数据都显示平均的囊胚形成率约为60%，优质胚胎的囊胚形成率高于非优质胚胎。但对于某些胚胎，体内的环境可能更有利于其发育生长，进而着床并继续妊娠。有研究表明，移植很可能不能形成囊胚的质量较差的卵裂期胚胎也有受孕的可能，只是概率较低。当没有质量好的胚胎时，不移植胚胎就没妊娠机会，而移植质量较差的卵裂期胚胎还有妊娠的可能。遗憾的是，我们没有办法拿同一个胚胎进行不同阶段的胚胎移植研究来回答这个问题。

通常情况下，对于首次移植，多数生殖中心都会优先选择移植第3天的卵裂期胚胎，这样能最大限度地保障患者有机会行胚胎移植。因存在囊胚培养失败的可能性，一般会选择年龄相对年轻、卵巢储备好、获卵数理想、卵裂期胚胎数较多及质量较好的女性行囊胚培养，这些预后较好的女性可以选择单囊胚移植以获得单胎妊娠。而对于恐惧宫外孕或反复移植失败的患者，亦可行囊胚培养后再移植，以降低宫外孕或因胚胎质量导致移植失败的可能性。对于高龄女性是否行囊胚移植存在的争议较多。因为高龄女性的胚胎数目有限，胚胎染色体异常率较高，囊胚形成率较低。但另一方面可以理解为若能获得一个优质囊胚，高龄女性获得妊娠的概率将增加且流产率下降，获得活产时间将缩短，而且可以降低流产对子宫内膜损伤的风险。故对于高龄女性，多会在既往卵裂期胚胎移植失败或胚胎质量差的情况下推荐行囊胚培养后移植，也有些生殖中心推荐高龄女性首选囊胚移植。

实际上，一些临界质量（4~5细胞）的胚胎能够发育成漂亮的囊胚而使患者获得妊娠并分娩。而一些高质量（8细胞）的胚胎也可能在第3天后停止分裂导致取消移植。有一些患者移植第3天高质量的胚胎未妊娠，之后移植第5天的胚胎成功妊娠。因此，如何选择移植方案，需要医师和患者充分沟通后再做决定。随着"选择性单胚胎移植"理念的加强，越来越多的生殖中心会鼓励患者将剩余的胚胎行囊胚培养后冷冻，以求后续冷冻胚胎移植周期中在保证妊娠率的情况下获得单胎妊娠。此外，随着胚胎冷冻复苏技术的发展，冷冻的卵裂期胚胎复苏后行囊胚培养的高成功率，也让囊胚移植成为冷冻胚胎移植周期的另一种选择。

但应注意，有研究显示囊胚移植可能会增加同卵双胎的风险。同卵双胎通常共用一个胎盘（单绒毛膜双胎），或是在同一个羊膜囊内（单羊膜囊双胎）。这2种双胎的妊娠并发症明显增加。因此，不能一味地追求高成功率去移植囊胚，这可能需要浪费一些不能在体外形成囊胚的胚胎，也可能出现并发症高的"单卵双胎"。

70 什么是"第三代试管婴儿"技术？

俗称的"第三代试管婴儿"技术包括PGD和PGS。近年来，国际上这2个概念逐渐更新为"植入前遗传学检测（preim-

plantation genetic testing，PGT）"，本书中仍以 PGD 和 PGS
进行介绍。

PGD 是指从体外受精第 3 天的卵裂期胚胎中取 1~2 个卵裂
球（细胞）或第 5~6 天的囊胚取 3~10 个外滋养层细胞进行遗传
学分析，以选择遗传学正常的胚胎用于移植，得到健康子代的
技术。

1989 年，PGD 开始尝试应用于避免移植携带重度遗传缺
陷（如囊胞性纤维症）的胚胎。因此，行 PGD 的夫妇常并非不
孕不育症患者，而是有将遗传性疾病遗传给子代风险的夫妇。目
前，PGD 能够检测一系列的单基因病及染色体异常，包括常染色
体隐性遗传病（如地中海贫血、囊胞性纤维症）、性染色体隐性
遗传病（如血友病、杜氏肌营养不良症）、常染色体显性遗传病
（如亨廷顿病）及染色体结构异常（如平衡易位、罗氏易位）。还
可以用于排查具有遗传易感性的严重疾病，如遗传性乳腺癌的
BRCA1/BRCA2 致病突变，以及用于人类白细胞抗原配型，即通
过 PGD 技术选择生育一个与需要接受造血干细胞移植治疗的同
胞配型相同的新生儿，从而能够用新生儿脐带血中的造血干细胞
进行移植，救治患病同胞。

PGS 类似 PGD，是指胚胎植入前对早期胚胎的 23 对染色体
进行非整倍体筛查，可精确分析染色体及大片段的拷贝数异常，
从而挑选出正常的胚胎植入子宫，以期获得正常妊娠，提高患者
的临床妊娠率，降低流产率，缩短抱婴回家的时间。

但近期的研究对 PGS 的临床意义提出一些新的质疑。由于胚

胎染色体嵌合体（见问题 71）较常见，且程度不一，降低了 PGS 的准确性。此外，还有研究表明胚胎具有自我修复功能，即使是嵌合体胚胎，特别是低比例嵌合体胚胎，仍有可能着床并发育成正常胎儿。因此，在面对最后的检测结果时，选择还是放弃某个胚胎的标准仍需更多的研究数据支持。2018 年，我国最新的专家共识中指出，PGS 技术适用于以下人群：①女性年龄≥38 岁；②不明原因反复流产（反复自然流产 2 次及以上）；③不明原因反复种植失败（移植 3 次及以上或移植高评分卵裂期胚胎数 4~6 个或高评分囊胚数 3 个及以上均失败）。

71 | PGD/PGS 的安全性如何？

近年来，随着技术的发展，PGD/PGS 得到了越来越广泛的应用，其安全性也受到了广泛关注，需考虑到各环节相关技术的安全性。PGD/PGS 是在常规 ICSI 的基础上，再对胚胎进行活检后冷冻，待活检结果出来后再复苏胚胎进行移植技术。因此，相对于常规 ICSI，PGD/PDS 增加的胚胎活检是关键步骤，包括胚胎透明带打孔和胚胎细胞活检。

根据透明带打孔方法的不同，可分为机械法、化学法及激光法。目前更倾向于选用激光法。不同的透明带打孔方法的安全性仍缺乏大样本的数据支持。关于透明带打孔方法对胚胎发育的影响，不同研究有不同结论。一般认为，化学法和激光法活检后的囊胚形成率和囊胚质量无差异，而激光法活检后的胚胎完整性好于化学法，但激光热效应对胚胎发育的影响仍不可忽视。

胚胎活检分为卵裂期胚胎活检和囊胚活检，但国际上公认的对胚胎损伤较小的是囊胚活检，国内外多数生殖中心都是对囊胚进行活检。PGD/PGS 子代的安全性也一直在进行深入研究，对PGD/PGS 助孕后已出生的儿童进行流行病学调查，未提示胚胎活检影响其生长发育，但现有的动物研究提示我们仍应重视胚胎活检对子代的不良影响。

此外，在技术上，由于仅通过有限的胚胎细胞分析来诊断一个胚胎是否是健康的胚胎，PGD/PGS 还存在一定的误诊率，临床报道的误诊率为 1%~9%。例如，在早期胚胎中嵌合体比例较高，活检取材的细胞和留下继续发育的细胞团的染色体不相同，而导致所选择的胚胎并不是如检测结果所示。另外，染色体疾病的发病原因至今不明，目前也没有预防的办法。虽然挑选了健康的胚胎，但是胚胎移植后，生命发育的任何一个阶段，受母体、环境等影响，胎儿染色体都有可能出现异常变化。

因此，行 PGD/PGS 的女性妊娠后应行产前诊断（多采用羊水穿刺）以确认胎儿情况。与 IVF 类似，PGD/PGS 也可能发生卵巢过度刺激综合征、多胎妊娠等风险。

72 | PGD／PGS 能改善妊娠结局吗？

由于 PGD 是针对单基因疾病及染色体异常的治疗方案，其有效性基本得到了认可，但不孕不育症夫妇是否采用 PGD，应综合考虑利弊，包括获得异常胎儿的风险、医疗风险及经济负担。

PGS 是否能改善妊娠结局，目前尚无定论。PGS 旨在选择出整倍体胚胎进行移植，以提高"试管婴儿"的成功率、降低流产率、缩短抱婴回家的时间。然而，有研究表明，尽管 PGS 可以降低非整倍体导致的流产率，但其活产率并未得到改善。其关键可能在于 PGS 技术本身的局限性及 PGS 选择的人群（见问题71）是否合适。随着研究的深入，PGS 的应用将得到很好的更新，应选择真正受益的人群，而这个人群还有待更多的研究去探索。

73 | 什么是胚胎冷冻−复苏技术？成功率如何？

胚胎冷冻−复苏技术是一种非常成熟的保存生育力的方法，是指在采用特殊的保护剂下，通过一系列精确的降温步骤，将胚胎冷冻在-196℃的液氮中保存起来，这时的胚胎代谢停止或降低至最低程度，但又不失去升温后恢复代谢的能力，从而能长期保存胚胎，待需要时对冷冻胚胎进行复苏移植的一种技术。从理论上讲，冷冻的胚胎可以长期保存，现已有不少冷冻了10余年的胚胎复苏移植后正常妊娠并成功分娩的报道。冷冻的胚胎可以是卵裂期胚胎，也可以是囊胚。通常，取卵后的第3天，患者夫妇即可将多余的胚胎进行冷冻，或待囊胚培养后行囊胚冷冻。目前，冷冻胚胎的方法有2种，即慢速冷冻和玻璃化冷冻，后者凭借其技术优势已基本取代了前者（见问题74）。

移植复苏后的冷冻胚胎亦称冷冻胚胎移植。冷冻胚胎移植周期需要准备与胚胎同步的子宫内膜，常用的有自然周期方案和激素替代周期方案；前者主要用于有排卵或容易通过药物有效促排卵的排卵障碍患者，后者主要用于无排卵患者或自然周期方案失败的患者。冷冻胚胎移植的临床妊娠率与患者取卵时的年龄及冷冻时的胚胎质量、复苏后胚胎生长情况、移植时的子宫腔环境有关。多数冷冻胚胎都能成功复苏，有经验的生殖中心可以超过90%，而质量不好的胚胎在解冻过程中可能死亡。多数生殖中心的冷冻胚胎移植周期的平均临床妊娠率可达50%，年轻女性移植囊胚时，成功率将更高。

近年来，胚胎冷冻-复苏技术已成为人类辅助生殖技术的重要组成部分。胚胎冷冻-复苏技术的应用避免了再次控制性促排卵及取卵手术给患者造成的身体痛苦和经济负担，为新鲜胚胎移植失败或流产患者提供了再次移植的机会，提高了体外受精单次取卵的累积妊娠率，同时还降低了患者的医疗费用。还有部分专家及生殖中心推行"全胚胎冷冻"，足以说明这项技术的成熟性及安全性。

74 什么是玻璃化冷冻？

玻璃化冷冻，从字面意思可以想象为冷冻后转化为"玻璃态"。它是一种可以达到每分钟下降 20 000 ℃的超快速冷冻方法，保存于液氮中的卵子或胚胎可以在瞬时达到−196 ℃，即刻完成冷冻保存。

人类配子和胚胎的冷冻保存已经成为辅助生殖领域中的一个必要部分。现在的冷冻技术已用于冷冻保存精子、卵子及不同时期的胚胎，尤其是玻璃化冷冻技术，其高冷冻复苏率和高妊娠率已获得医学界的广泛认可，并逐渐取代传统的慢速冷冻法，而成为冷冻技术的最佳选择，并被应用于冷冻难度高的卵子、卵巢组织及人类胚胎干细胞。

目前许多研究报道，玻璃化冷冻技术在冷冻卵子方面取得了巨大成功。冷冻卵子技术给想保存生育力的癌症患者及其他女性带来了新希望。另外，冷冻卵子技术为卵子库（类似精子库）的建立提供了可能（见第9章）。

75 | 胚胎移植后何时验孕？

实验室通过检测尿液或血液中的 β-hCG 水平来判断是否妊娠，这 2 种检测方法都非常准确，但通常采用血液标本。过早进行早孕试纸检测会产生假阳性和假阴性结果。取卵手术后 7 天内进行早孕测试易产生假阳性结果，因为触发卵子成熟的药物——hCG 会有残留。因此，建议患者胚胎移植后 12~14 天返院进行血清 β-hCG 的检测，而不是进行早孕试纸的检测。目前大多数生殖中心均在胚胎移植后 14 天抽血验孕。当验孕成功后 2 周再行超声检查以明确胚胎情况。

76 | 移植失败，尤其是反复移植失败，下一步该如何做？

若移植失败，患者肯定会伤心、失望，可"下一步该如何做"需要患者和医师仔细探讨。如果患者剩有冷冻胚胎，医师通常会建议患者行冷冻胚胎移植。许多新鲜胚胎移植不成功的患者都在行冷冻胚胎移植后成功妊娠。如果没有冷冻胚胎剩余，重新行 IVF 治疗是常用选择。

在进行下一个 IVF 周期时，患者需要和生殖医师详细讨论，回顾上一个失败周期的就诊过程和细节问题，包括最初尝试 IVF

的合理性，同时仔细分析上一个 IVF 周期的治疗效果。需要重点关注患者对促排卵方案的反应和取卵时间的选择。如果取卵时卵子尚未成熟，那么在下一个周期时应适当放大卵泡径线再扳机。如果卵巢反应和获卵数目都理想，但受精率低，那么在下一个周期可以改行 ICSI 受精。如果卵巢反应和获卵数目不理想，下一个 IVF 周期可采用其他促排卵方案。上一个周期卵巢反应和受精都正常，但胚胎质量不好，也可以尝试用一些药物（如生长激素、辅酶 Q10 等）进行预处理。如果促排卵过程中使用了最大剂量的药物，但患者的卵巢反应依然不好，或上一个周期胚胎质量不好，也可改用微刺激方案或自然周期方案，还可以多周期累积胚胎后再行胚胎移植。如果卵巢衰竭或多个周期胚胎质量都差，可能就需要考虑供卵或领养了。

当出现多次移植失败时，医师就需要考虑是不是发生了反复种植失败。反复种植失败的具体定义还存在争议，既往比较认可的定义为重复 IVF 治疗超过 3 个移植周期，或累计移植≥10 个高评分胚胎，或各生殖中心自定义移植胚胎数目而未妊娠者。近年来，更认可的定义是指年龄<40 岁的女性，重复 IVF 治疗超过 3 个移植周期，或累计移植≥4 个高评分胚胎，或 2 个囊胚仍然不能妊娠者。由此可见，反复种植失败的标准在放宽，意味着生殖医学界更主张对这部分患者积极主动排查原因，及早干预，缩短患者获得活产的时间。常见的原因主要分为三大方面，即胚胎质量、子宫内膜容受性、母体自身内环境，常用的筛查项目有宫腔镜检查+病理学检测（近年来尤其关注慢性子宫内膜炎）、母体的凝血指

标（如D-二聚体、血小板聚集率、血栓弹力图等，以排查是否存在高凝状态）、母体的免疫学指标［如抗核抗体（antinuclear antibody，ANA）和抗心磷脂抗体（anti cardiolipin antibody，ACA）等自身抗体、封闭抗体、自然杀伤（nature killer，NK）细胞等］。针对性的治疗方案如下：①针对胚胎质量的生长激素、辅酶Q10等预处理及排除胚胎染色体异常的PGS治疗；②针对子宫内膜容受性异常的宫腔镜下手术治疗及针对子宫内膜炎的抗感染治疗等；③针对高凝状态的抗凝治疗；④针对免疫异常使用免疫抑制药、免疫球蛋白或进行免疫治疗。

77 IVF后的首次超声结果提示2个妊娠囊，但只有一个妊娠囊有胎心搏动，另一个妊娠囊的结局会怎样？

IVF的双胎临床妊娠发生率为10%~40%，主要由移植胚胎的数目及患者年龄决定。在30%~40%的双胎妊娠中，其中一个妊娠囊是空的，即枯萎卵妊娠。通常情况下，这种枯萎卵妊娠会自行消失，但也有些女性会出现子宫收缩和出血。在这种情况下，另一个正常的胚胎有可能会发生流产，但没有很好的方法来预测结局或治疗以保住正常的胚胎。在这一困难阶段，我们建议患者尽量注意休息，减少压力，可以外源性地补充黄体酮以减少宫缩，但不代表绝对有效。

78 | 孕早期 β-hCG 的变化规律如何？如果 β-hCG 递增不良说明了什么？

无论受孕方式如何，女性孕早期体内血 β-hCG 水平大约每隔 48 小时增长一倍及以上，一般不低于 60%。β-hCG 水平没有翻倍意味着异常的子宫内妊娠或宫外孕。考虑到正常妊娠或异常妊娠的生物学变异，不能只依据 β-hCG 水平没有翻倍来判断异常妊娠。据统计，15% 的正常妊娠孕妇体内 β-hCG 水平并非呈线性增长趋势，而 15% 的宫外孕孕妇体内 β-hCG 水平完全正常。

β-hCG 水平递增不良的妊娠，其结局可能为正常子宫内妊娠、异常子宫内妊娠或宫外孕，具体结局可通过经阴道超声检查来确定。

导致 β-hCG 水平非线性递增的另一常见原因为多胎妊娠。移植多个胚胎是多胎妊娠最常见的原因。粗略统计，约 40% 的多胎妊娠会发生自然减胎，由此导致 β-hCG 水平突然下降。早期认为这是妊娠出现异常的表现，但事实上，那个存活的胚胎可能是完全健康的。基于上述原因，血 β-hCG 的倍增现象可以为预测妊娠结局提供指导，但不是独立的预测指标。

79 | 很想要个儿子或女儿，"试管婴儿"技术能选择性别吗？

当携带 X 或 Y 染色体的精子穿入卵子使卵子受精的瞬间，就决定了胚胎是女孩还是男孩。事实上，X 或 Y 染色体都是随机进入卵子的，男性和女性出现的概率相近。国内严格禁止进行非医学需要的胚胎性别选择。仅在预防连锁性遗传病且不能通过 PGD 获得健康胚胎的情况下，可经充分讨论后通过 PGD 进行性别选择。

80 | 子宫内膜过薄怎么办？能成功妊娠吗？

通常，子宫内膜厚度会随着月经周期而产生周期性改变，月经来潮时子宫内膜脱落。在雌激素的作用下，子宫内膜一般能长到 8 mm 或更厚。理想的子宫内膜厚度通常在 8~14 mm，过薄可能是由于先天性或后天性原因引起的子宫内膜再生修复障碍，且以后天性原因为主，如人工流产、子宫内膜结核等。子宫内膜过厚可能存在子宫内膜息肉、子宫内膜异常增生等情况。不孕症女性在治疗过程中会经常测量子宫内膜厚度，若达不到 7 mm，也就是临床上所说的薄型子宫内膜，会因子宫内膜不够"肥沃"或与胚胎不同步而影响胚胎种植。

子宫内膜薄的女性应积极去除病因，通过手术、西药或中药、针灸、理疗等方法增加体内雌激素，改善子宫内膜血流，促进子宫内膜腺体及血管增生，增加子宫内膜雌激素、孕激素受体数目，最终改善子宫内膜厚度。目前比较常用的方法有大剂量雌激素替代治疗、低剂量阿司匹林、使用生长激素、粒细胞集落刺激因子或 hCG 子宫腔灌注、盆底生物电刺激治疗及子宫内膜轻创术等。你可能会疑惑子宫内膜过薄为什么还要做子宫内膜轻创术？事实上，子宫内膜轻创术是一种非常简单轻微的小手术，相当于给子宫内膜这块"土地"松松土，而不会像人工流产、常规搔刮等手术那样对子宫内膜损伤大。子宫内膜轻创术的另一个非常好的作用是可以获得少量的子宫内膜，送检后可明确患者是否合并有子宫内膜炎或其他病理性改变，从而更有针对性地进行治疗。

如果多种方法都不能增加子宫内膜厚度，患者也不用特别焦虑。有研究表明，子宫内膜形态比子宫内膜厚度更重要，当子宫内膜形态很好时，随着子宫内膜的增厚，妊娠率呈增加趋势，而且不少薄型子宫内膜的女性仍可以成功妊娠分娩。通过治疗，很多薄型子宫内膜虽然厚度达不到理想状态，可是子宫内膜形态及子宫腔环境有所改善，依然可以接受胚胎并维持妊娠至分娩。

81 | 患有癌症，如何保存生育力？

关于癌症治疗，患者的治愈率和存活率是关注的第一焦点。随着当今癌症患者生存时间逐渐延长，治疗后患者的生活质量包括生育要求受到越来越多的关注。

最新数据表明，中国平均每天新发 500 例 40 岁以下女性癌症患者，虽然 80%以上的儿童期及年轻肿瘤患者得到了治愈，但由于使用烷化剂化疗和盆腔放疗，容易导致卵巢激素合成障碍甚至卵巢衰竭。这些患者到了生育期需要面临生育时，卵巢无法产生卵子或卵子质量已经受到影响，无法获得自己的血亲后代，严重影响了患者的生活质量。而男性癌症患者也往往需要接受放化疗，男性精原细胞对放化疗尤其敏感且呈剂量依赖性。如果精原干细胞在治疗过程中完全被耗尽，就是永久性的损伤，以致其不能产生成熟精子，从而丧失了孕育自己血亲后代的机会。

对于新发癌症的男性患者，早已成熟的精子冷冻技术及现在正逐渐发展的稀少精子冷冻及单精子冷冻技术是较好的选择。精子需要在放化疗之前冷冻。而对于新发癌症的女性患者，可根据具体情况选择生育力保存方案。对于有男性伴侣的女性患者，可以选择 IVF 治疗，获得的胚胎冷冻保存后可适时移植，且可获得较高的成功率。整个 IVF 中的促排卵及取卵过程可以在 2~3 周内完成，而且可以采用区别于常规 IVF 助孕的促排卵方案，随时可以进行促排卵治疗。对于单身女性或没有男性伴侣的女性，可以选择卵子冷冻或卵巢组织冷冻。对于患癌女童或患有激素依赖性疾病的女性，卵巢组织冷冻是唯一的选择。等到合适的时间，将冷冻的卵巢组织复苏后在原来的卵巢位置或身体的其他部位（如皮下）移植回体内。已有研究报道，一些女性癌症患者通过冷冻自身卵巢组织的再移植获得了成功妊娠。

卵子冷冻和胚胎冷冻比较容易实施，特别是冷冻胚胎的后续妊娠率较高，是最优选的生育力保存方案，但卵巢组织冷冻相对更能保障卵子来源。值得一提的是，还有一些其他疾病也会影响男性和女性的生育力，如严重的自身免疫性疾病、需要放化疗或造血干细胞移植的血液系统疾病，也可以考虑行生育力保存。

（刘风华　刘　顿　李子涛　徐丽清）

第9章

卵子冷冻与赠卵治疗

82 什么是卵子冷冻？适用于哪些情况？

卵子冷冻是指从母体获得的优质成熟卵子，通过一定的技术冷冻起来，以期在合适的时机再次利用。早期，卵子冷冻的高额费用和低妊娠率导致卵子冷冻的应用受限，随着玻璃化冷冻技术的应用，冷冻卵子的复苏率、受精率及妊娠率均明显提高，使医师相信卵子冷冻是生育力保存的一种可行方法。

卵子冷冻需要类似 IVF 的促排卵治疗，促排卵方案同 IVF 治疗，只是在卵子取出后立即采用玻璃化冷冻方法进行低温储藏，而并非受精。从理论上讲，卵子可永久储存并用于后续的体外受精和胚胎移植。目前在我国，卵子冷冻属于辅助生殖范畴，主要应用于需要进行放疗或化疗等治疗并有生育需求的肿瘤患者，或需要行 IVF 治疗但因取卵日男方取精失败/生殖道感染或需要累积卵子或获卵数目过多的女性，不能作为普通健康女性的生育力保存方案。部分国家允许女性行卵子冷冻，如美国。

83 是否可以在年轻时将卵子冷冻以备将来使用？

　　女性在 20~30 岁时生育力达到高峰，30 岁时开始下降，在 35 岁以后女性生育力急剧下降。卵子质量与年龄直接相关，很多女性会因社会、工作或经济因素推迟到 35 岁以后（甚至更晚）妊娠，对于这部分女性，在她们 35 岁前特别是 20 多岁时，卵子质量处在最佳生物学潜能状态，将卵子冷冻并保存是一种选择，这样她们可以选择晚孕而不会遭遇因年龄过大卵子质量下降导致的不孕症。

　　但未来能否成功获得妊娠取决于取卵时的年龄、冷冻卵子的数目和质量；并且由于卵子的特殊性，冷冻-复苏难度较大，卵子更容易出现复苏失败或受到冷冻损伤，继而可能导致后续的受精率低、胚胎质量差，以致无法获得妊娠。因此，冷冻卵子以备将来使用虽然可行，但实际应用中还存在很多挑战。若真要进行卵子冷冻，最可控的就是冷冻卵子的数目。通过与生殖医师充分探讨，综合考虑冷冻卵子时的年龄、卵巢功能、未来期待生育的年龄、生育孩子的数目，预估需要冷冻的卵子数目。当一次促排卵获卵有限时，可以通过多次促排卵累积卵子。

84 | 哪些女性需要接受赠卵治疗？

对于丧失产生卵子能力的女性，包括卵巢早衰、卵巢功能减退、因手术或放疗后丧失卵巢功能者，严重的遗传性疾病基因携带者或患者，以及反复出现卵子质量差的女性，都可以考虑采用赠卵治疗。

赠卵治疗可以让受卵者获得与年轻赠卵者相当的妊娠率，流产率也大大降低。由于子宫的老化比卵巢更缓慢，进行激素替代治疗后的子宫仍具有接受胚胎着床的能力。因此，赠卵治疗的受卵者年龄可以较大。国内外都有 60~70 岁的老年女性通过赠卵活产的报道。但从伦理上讲，这不应该被推荐，合适的受卵年龄应在 50 岁以下。

1992 年 6 月 12 日，我国大陆首例赠卵试管婴儿在北京大学第三医院诞生（其母曾因染色体异常 4 次自然流产）。目前，日臻成熟的玻璃化冷冻技术为 IVF 治疗中获卵过多的女性冷冻卵子及赠卵提供了技术支持，也为需要赠卵的女性提供了新的治疗选择。

85 | 赠卵周期的过程是怎样的?

一个赠卵周期包括一个新鲜 IVF 周期（对于供卵者）和一个冷冻胚胎或冷冻卵子的移植周期（对于受卵者）。在某些国家可以行新鲜卵子的新鲜胚胎移植，在我国必须等待排除人类免疫缺陷病毒（human immunodeficiency virus，HIV）感染后再给受卵者行胚胎移植术。

若供卵者提供的是新鲜卵子，可根据男方的精子质量选择 IVF 或 ICSI，培养至第 3 天或第 5~6 天行胚胎冷冻；半年后复查供者的 HIV 抗体，若为阴性，即可复苏胚胎并为受卵者移植。若供卵者提供的是冷冻卵子，则在供卵者半年后确定为 HIV 阴性时复苏卵子，与受卵者丈夫的精子行 ICSI 受精。受卵者胚胎移植前的子宫内膜准备可以采用自然周期（有正常排卵者）或激素替代周期，当排卵后或激素替代周期中子宫内膜厚度 ≥ 8 mm 时，行黄体支持，适时移植第 3 天或第 5~6 天的胚胎。

86 | 在我国，哪些人可以成为赠卵者?

我国严禁任何形式的商业化赠卵或供卵行为。供卵主要来源于人类辅助生殖治疗周期中多余的卵子，但有些国家已经建立了卵子库，全球第 1 个卵子库在 1975 年成立于美国威斯康星大学。根据我国有关卵子捐赠的办法（2006 年修订），供卵者必须是接受 IVF 或 ICSI 的女性，年龄在 20~35 岁，且供卵者的成熟卵子数目必须>20 个，必须保证至少有 15 个卵子供自己所用，其余的卵子才可以进行捐赠，供受双方遵循双盲原则。若患者需要接受辅助生殖助孕且最后获得的卵子数目较多时，可以考虑为那些无法获得优质卵子的女性提供一些帮助，冷冻一些卵子，在未来自己不需要使用时，将这些卵子捐献出来，为她们送去一份希望。

87 | 赠卵周期的成功率如何？

由于供卵者是年轻女性，她们对卵巢促排卵药物有更好的反应，可产生较多高质量的卵子。这些来源于年轻卵子的胚胎在受卵者子宫内同样有很高的植入率，一个供卵周期的妊娠率通常>50%，而流产率明显下降。国外统计的数据显示，40 岁或以上的女性流产率>50%，而采用赠卵的高龄患者的流产率为 10%~20%，与年轻女性相当。没有被移植的剩余胚胎通常被冷冻保存以备后续周期移植，通过后续的治疗可获得理想的妊娠率。

（张力佳　徐丽清）

第10章

精神心理因素、生活方式与不孕不育症的关系

88 压力会导致不孕症吗？

　　毋庸置疑，不孕症的治疗过程本身就充满了压力。无论是身体上还是心理上的压力，都会明显影响女性的生育力。近期一项关于心理压力与妊娠结局的研究表明，在接受 IVF 治疗的女性中，心理压力大的患者妊娠率降低了约 33%，这些女性大部分是律师或医师，她们的压力主要与工作相关。过度的身体压力对女性的生育力也是不利的。研究表明，每周跑步超过约 32 km 的女性，月经周期易发生紊乱，进而影响生育力。进行马拉松和高体能竞赛的女运动员通常有排卵功能障碍或不孕症。

　　很多方法可以降低不孕症相关或不孕症治疗过程中的压力，如减少工作时间、更换工作、适当运动、药物治疗、瑜伽、针灸、培养一个新的兴趣或与朋友小聚等。很多患者可以通过了解更多不孕症相关的知识来缓解压力。我们建议患者去阅读和学习与自己疾病相关的书籍，这样做并不是为了逃避患者的反复咨

不孕不育症 100 问

询，主要是让她们主动了解病情和诊疗流程，避免产生不必要的恐慌和压力。

89 | 妊娠前后能运动吗？运动量多少较为合适？

适度运动对不孕症女性是有益的。健康的运动可以缓解压力，明显提高女性患者的幸福感。已有研究显示，在妊娠前和妊娠期适度运动的女性比那些不运动的女性有更好的分娩结局，并且其婴儿更健康。我们鼓励患者适当运动，对于大多数患者，我们建议每天运动 30 分钟，每周至少 3 次，即使更少的运动量也都是有益的，甚至每天仅 15 分钟的运动也有助于减缓压力，增强体质。

我们强烈建议女性患者在不孕症治疗开始时就坚持适度运动，并且在治疗期间也不要中止。根据临床经验，这些坚持适度运动的女性患者在 IVF 治疗过程中更放松，面对压力更坦然。

90 | 肥胖对生育力或 IVF 的成功率有影响吗？

很多研究证实，肥胖对女性的生育力是很不利的，会增加早期妊娠流产和产科并发症的发生。大多数肥胖女性月经周期不规律，甚至闭经。而这些肥胖女性减肥成功后，排卵功能和月经周期就可能恢复正常，从而提高生育力。部分肥胖患者不需要经过药物治疗，通过减肥就可以自然妊娠。

在进入 IVF 周期之前，我们会向患者详细说明肥胖的不利影响。在充分评估卵巢功能后，通常建议体重指数（body mass index，BMI）$\geqslant$25 kg/m^{2}的患者，如果想备孕，最好先减肥。一般坚持减肥 2~6 个月，再计划行 IVF 效果更佳。大部分患者都会接受我们的建议和叮嘱，为了增加妊娠率积极减肥，最终顺利妊娠。当然无论哪种治疗方案，适当减肥都能有效提高受孕率。当然，我们不建议患者在诊疗过程中过度节食或使用减肥药物进行减肥，这种做法不利于身体健康。我们建议通过专业的营养师或减肥机构，以建立一套适合自己的减肥方案。

91 吸烟会导致不孕不育症吗？

不管是男性还是女性，吸烟都会明显降低其生育力。女性吸烟会增加过早绝经（卵巢早衰）的风险，并直接影响卵子的质量和数目，进而增加不孕概率。在接受 IVF 治疗的患者中，那些吸烟患者的妊娠率显著低于不吸烟患者。另外，吸烟女性的自然流产率显著高于不吸烟女性。对于男性，吸烟会减少精子数目，降低精子活力，增加精子 DNA 的碎片，直接影响精子质量。

92 在不孕不育症治疗期间可以喝咖啡或酒吗？

安全起见，在备孕期间应尽量控制咖啡和酒精的摄入量。最新的研究表明，咖啡或咖啡因的摄入会增加男性精子的 DNA 碎片，影响精子的质量。既往的一些研究表明，每天摄入相当 1~2 瓶啤酒或少量白酒的酒精量，并不会对生育力造成不利影响。但是最新的报道对此却产生了质疑，因为此类研究含有很多混杂因素，而且样本量小，难以得出正确结论。因此，医师仍然会建议患者在妊娠期间应尽量避免酒精摄入，因为酒精可能会引发胎儿酒精综合征，永久损害胎儿中枢神经系统，所以在妊娠期再少的酒精摄入对胎儿都是不安全的。

（刘文娟　王余江）

第11章

自然流产

93 什么是自然流产？什么是复发性流产？常见吗？

　　自然流产是指自然状态（非人为目的造成）发生的流产，通常是指临床妊娠的丢失。据统计，人类妊娠中自然妊娠的丢失率高达50%。很多流产发生的时间很早，表现为血hCG一过性升高，超声未见妊娠囊结构，这类患者的流产仅表现为月经稍延迟，月经量增多，有时还表现为正常月经来潮，从而临床难以确认，这种流产我们称之为生化妊娠。当B超能看到子宫内妊娠囊时或流产物病理能够看到绒毛的妊娠称为临床妊娠，其自然流产的发生率为10%~15%。大多数情况下，如果超声检查可以看到胎心搏动（妊娠6周及以上），流产率就下降到5%以下。然而，对于年龄>40岁的女性，即使超声检查见到胎心搏动，其流产率仍高达25%，甚至更高。如果胚胎停止生长，但没有任何流血及腹痛症状，则称为稽留流产。

　　复发性流产即反复出现多次的自然流产，国内外对复发性流

不孕不育症100问

产的定义并不统一（表 11-1）。在我国，复发性流产是指 3 次或 3 次以上、妊娠 28 周前的自然流产，其发生率占所有育龄期女性的 1%~2%；若将复发性流产定义为 2 次或 2 次以上，妊娠 20 周以前的自然流产，其发生率则上升至 5%。最新欧洲生殖医学界的指南将生化妊娠也算作自然流产，这也反映出医学界对生化妊娠的重视。

表 11-1　复发性流产的定义

复发性流产的定义	流产次数	妊娠周要求	临床妊娠
美国生殖医学学会（American Society for Reproductive Medicine，ASRM；2012 年）	≥2 次	≤20 周	均要求
英国皇家妇产科医师协会（Royal College of Obstetricians and Gynecologists，RCOG；2011 年）	≥3 次	≤24 周	
中国中华医学会妇产科学分会产科学组（2016 年）	≥3 次	≤28 周	
欧洲人类生殖与胚胎学学会（European Society of Human Reproduction and Embryology，ESHERE；2018 年）	≥2 次	≤24 周	否，包含生化妊娠

94 什么原因会造成复发性流产？这类流产可以治疗吗？

年龄是影响自然流产的重要因素，前文反复提及，随着年龄增长，胚胎染色体异常的发生率逐渐增高，特别是女性 35 岁以后容易发生流产。而复发性流产的病因更复杂，主要包括染色体异常、子宫解剖异常、内分泌异常、血栓前状态、免疫紊乱等，而感染因素与复发性流产的相关性证据有限，近年来并不主张过多地进行筛查。其中仍有40%~50%的复发性流产患者病因不明，临床上称为"原因不明性复发性流产"。而现在对血栓前状态及免疫紊乱的认知仍有限，除了自身免疫性疾病、抗磷脂抗体综合征外，很多都不能明确诊断，故也有很多专家认为免疫因素及凝血异常很可能在原因不明性复发性流产的病理机制中发挥重要作用。

如果患者经历了 2 次及以上自然流产，应被推荐进行上述因素的评估，以利于发现导致复发性流产的高危因素，进而针对病因进行治疗。若未明确流产的原因，则可根据临床经验进行综合治疗。对于不明原因的复发性流产，治疗方案包括经验性使用黄体酮、小剂量阿司匹林、促排卵治疗、免疫抑制药或抗凝治疗、PGS 等，若合并不孕症时可根据具体情况选择 IUI 或 IVF 治疗。对于复发性流产的高龄妇女及卵巢功能衰退的患者，可以考虑行供卵 IVF。

95 | 什么是遗传因素性自然流产？这类流产可以治疗吗？

遗传因素是自然流产最常见的原因，特别是早期自然流产。染色体异常包括患者夫妇染色体异常和胚胎染色体异常。流产物常为空妊娠囊或结构异常的胚胎。具体如下。

（1）夫妇染色体异常：正常人群染色体异常的发生率为0.5%，复发性流产患者夫妇一方出现染色体异常的发生率为2%~8%，女方染色体异常发生率明显高于男方。常见的夫妇染色体异常有平衡易位（无遗传物质的改变），其中相互易位最多，约占65%；其次为罗伯逊易位，约占35%。

（2）胚胎染色体异常：据统计，40%~55%的自然流产与胚胎染色体异常相关。流产发生时间越早，胚胎染色体异常发生率越高。在早期自然流产中胚胎染色体异常约占53%，晚期自然流产中约占36%，其中最常见的染色体异常是三体——某一条染色体多了一条。大多数的三体妊娠会发生流产，但也有一些三体并非致死性的，如唐氏综合征（21三体综合征）是可以活产的。

为了尽早发现自然流产原因，一般推荐对流产组织进行绒毛染色体分析，以明确自然流产是否是胚胎染色体异常所致，有助于后续妊娠的治疗及流产预防。≥2次自然流产的夫妇推荐进行染色体核型分析。若染色体异常（多为平衡易位），需要进行产前遗传学咨询。虽然一方为平衡易位携带者的夫妇有机会顺利自然活产，但对于多次发生自然流产的夫妇，目前较好的办法是行PGD（见问题70），以降低自然流产的风险。

96 | 哪些内分泌异常可能造成自然流产？该怎样治疗？

内分泌异常造成自然流产的比例为12%～15%，主要为妇科内分泌异常，如黄体功能不全、PCOS、高泌乳素血症等，其他严重的内分泌紊乱也可导致自然流产，如糖尿病、甲状腺功能亢进症或甲状腺功能减退症等。

患者黄体期或孕早期黄体功能不全会增加自然流产风险。然而，黄体功能不全的检测方法尚存在争议。在实际工作中，生殖医师通常会在孕早期给有自然流产史者或有阴道出血等症状的先兆流产患者补充黄体酮加强黄体功能。PCOS作为一种最常见的妇科内分泌疾病之一，其早期自然流产风险将增加。据统计，PCOS患者早期流产的风险为25%，而同年龄段的对照组流产率为10%～15%。PCOS增加流产风险的机制尚不明确，但很可能与胰岛素抵抗相关。有限的研究表明，使用二甲双胍可能会降低这一风险。高泌乳素血症容易通过药物（如溴隐亭）控制自然流产风险，多数疗效明显。甲状腺功能亢进症或甲状腺功能减退症均可引起流产，抗甲状腺抗体被认为是自然流产风险增高的标志物。通过抽血检测促甲状腺激素和游离甲状腺素很容易诊断甲状腺疾病，而且甲状腺功能异常的治疗效果较好。尽管未经控制的糖尿病会增加自然流产风险，但很多患者往往能在妊娠前就被发现，从而得到治疗。还有很多肥胖患者容易出现胰岛素抵抗及糖耐量异常，对于这类人群，应在备孕时就进行相关筛查，以提前处理，预防自然流产，一线治疗方案即生活方式的调整及减肥就很可能获得很好的效果。

97 子宫解剖异常（如先天畸形、子宫肌瘤）会导致自然流产吗？该怎样治疗？

子宫解剖异常导致的复发性流产占 12%～15%。子宫先天畸形包括子宫纵隔、单角子宫、双角子宫及双子宫等，这些都容易导致流产。黏膜下肌瘤、靠近子宫腔内膜的肌壁间肌瘤、子宫内膜息肉也是流产的原因。因子宫腔操作导致的严重子宫腔粘连不利于胚胎着床，也有可能导致流产。这些因素导致的流产大多数为中晚期流产或早产，流产时胚胎组织比较新鲜。

对于存在子宫纵隔的女性，当患有不孕症却未发现其他明确原因时或存在复发性流产时应考虑手术治疗。而一般情况下，单角子宫、双角子宫及双子宫的子宫腔大致正常，并不需要行手术矫正也可以获得妊娠并分娩，但晚期流产及早产的发生率会增加，也可以同时联合子宫颈环扎术等治疗安胎。

子宫肌瘤并不一定都引起流产，主要受肌瘤大小和位置的共同影响。肌瘤较大也有可能正常妊娠和分娩，肌瘤很小也有可能引起不孕症或流产。一般认为，必须处理的肌瘤是黏膜下肌瘤，最不需要处理的是阔韧带肌瘤和浆膜下肌瘤，而只有当肌壁间肌瘤大（直径≥4 cm）到影响子宫腔形态或未发现其他明确原因的不孕症或复发性流产时才考虑手术治疗。肌瘤导致流产的机制包括：①肌瘤使子宫腔变形，刺激子宫肌层收缩；②黏膜下肌瘤有出血、糜烂甚至坏死，可引起月经过多，影响胚胎着床。

相比于流产，子宫内膜息肉与不孕症的相关性更高，目前当不孕症女性检查发现子宫内膜息肉时，特别是当息肉较大（直径>1 cm）时，建议手术治疗。

98 感染会造成自然流产吗？该如何预防？

女性生殖道感染和全身感染均可引起散发的自然流产，但是至今没有证据说明何种类型的感染可导致复发性流产。

引起流产的生殖道感染包括阴道炎（如细菌性阴道病）、子宫颈炎（如沙眼衣原体或淋病奈瑟菌感染）、子宫肌炎及盆腔炎等。引起流产的常见全身感染包括急性肺炎、急性阑尾炎、急性肾盂肾炎及急性胰腺炎等，任何导致菌血症或病毒血症的严重感染均可引起流产。引起流产的常见病原体包括梅毒螺旋体、沙眼衣原体、淋病奈瑟菌、单纯疱疹病毒、风疹病毒、巨细胞病毒、细小病毒 B19 及弓形虫等。而生殖道中检查率最高的生殖道支原体包括解脲支原体和人型支原体，两者是否引起流产并没有确切证据。对孕早期流产胚胎的绒毛膜羊膜进行研究，并未发现沙眼衣原体、解脲脲原体、人型支原体、巨细胞病毒及腺病毒感染与孕早期流产相关。

如果发现了相应感染，该怎么办呢？对细菌、支原体、衣原体、梅毒螺旋体进行抗感染治疗是必要且可行的，但对于病毒感染并没有特别有效的办法，多数需要等待机体自身清除。治疗是否能预防流产，医学上并没有足够的证据。即使如此，进行治疗还是会成为第一选择。此外，若想尽量避免流产，可以在妊娠前进行相应的检查以排除感染。

99 如果有自然流产史，特别是复发性流产史，是否需要行自身免疫及凝血功能相关的检测？

随着医学研究的深入，很多不明原因的流产可能归因于自身免疫紊乱及高凝状态。通常，偶发流产并不常规推荐行各种原因的筛查，但随着孕周增加，因胚胎染色体异常导致的流产比例明显降低，故对于大孕周流产（通常认为>10 周）要加强警惕，可以根据自身情况决定是否排查原因。当自然流产次数达到 2 次时，就推荐系统排查各种原因，以防未处理后再次流产。若存在自身免疫性疾病或血栓栓塞性疾病，如系统性红斑狼疮、强直性脊柱炎、类风湿关节炎、动静脉血栓史等，在妊娠前及妊娠期也应定期检测相应指标，以监测妊娠期基础疾病病情变化，预防流产。

近年来的研究表明，复发性流产的病因约 50% 与免疫紊乱、高凝状态有关。复发性流产的患者应评估自身免疫抗体及凝血功能，而且自身免疫性疾病容易引起血液高凝状态，如常见的抗磷脂抗体综合征、系统性红斑狼疮，特别是在疾病活动期。推荐检查的自身抗体项目主要有抗核抗体及其抗体谱、抗心磷脂抗体、抗 β2-糖蛋白抗体、狼疮抗凝物、甲状腺抗体等。凝血功能项目有凝血功能四项、D-二聚体、抗凝血酶Ⅲ、血小板聚集率、蛋白C、蛋白S、血栓弹力图等。针对这些情况常推荐的治疗方案为小剂量阿司匹林及低分子肝素抗凝，免疫球蛋白或免疫抑制药抑制自身免疫，以降低再次流产风险。

100 发现自然流产后该如何处理？

胎儿发生自然流产，需要尽早排出人体，以免时间过长导致胎儿组织机化，引起子宫腔粘连，甚至引起凝血功能异常。早期流产多主张及时行清宫术。部分妊娠囊较小或胚胎死亡时间不久的自然流产可尝试药物流产，但有较高的失败率且失败后需行清宫术，并且成功药物流产所需观察等待的时间较久，对患者也是一种考验。还有部分患者在等待处理的期间胎儿完全排出，若胎儿排出后还有组织残留需行清宫术。流产后需仔细检查妊娠物，并送病理检查；如果有可能，应争取做绒毛染色体核型分析［如流产物荧光原位杂交（fluorescence in situ hybridization，FISH）检查或绒毛染色体培养或更准确的微阵列比较基因组杂交（array-CGH）检测］，对明确流产原因很有帮助。晚期流产时，子宫较大，出血较多，可用缩宫素静脉滴注，促进子宫收缩。当胎儿及胎盘排出后应检查是否完全排出，判断胎儿有无大体畸形，必要时刮宫以清除子宫腔内残留的妊娠物，并给予抗生素预防感染。

（刘风华　刘文娟　徐丽清）

参 考 文 献

［1］罗丽兰. 不孕与不育. 2 版. 北京：人民卫生出版社，2009.

［2］Tal R，Seifer DB. Ovarian reserve testing：a user's guide. Am J Obstet Gynecol，2017，217（2）：129-140.

［3］Broer SL，Broekmans FJ，Laven JS，et al. Anti-Mullerian hormone：ovarian reserve testing and its potential clinical implications. Hum Reprod Update，2014，20（5）：688-701.

［4］中华医学会放射学分会介入专委会妇儿介入学组. 子宫输卵管造影中国专家共识. 中华介入放射学电子杂志，2018，6（3）：185-187.

［5］中华医学会生殖医学分会第四届委员会. 输卵管性不孕诊治的中国专家共识. 生殖医学杂志，2018，27（11）：1048-1055.

［6］胡蓉，张晓梅，吴昕，等. 抗苗勒管激素（AMH）预测卵巢储备功能及反应性的研究. 生殖与避孕，2009，29（8）：515-519，557.

［7］武学清，孔蕊，田莉，等. 卵巢低反应专家共识. 生殖与避孕，2015，25（2）：71-79.

［8］乔杰. 多囊卵巢综合征. 北京：北京大学医学出版社，2008.

［9］李蓉. 生殖内分泌诊断治疗学. 北京：北京大学医学出版社，2012.

［10］丰有吉，沈铿. 八年制妇产科学. 2 版. 北京：人民卫生出版社，2010.

［11］陈子江，刘嘉茵. 多囊卵巢综合征：基础与临床. 北京：人民卫生出版社，2009.

［12］张岱，刘朝晖. 生殖道支原体感染诊治专家共识. 中国性科学，2016，25（3）：80-82.

［13］Practice Committee of the American Society for Reproductive Medicine，Practice Committee of the Society for Assisted Reproductive Technology. Guidance on the limits to the number of embryos totransfer：a committee opinion. Fertil Steril，2017，107（4）：901-903.

［14］Sam S，Ehrmann DA. Metformin therapy for the reproductive and metabolic consequences of polycystic ovary syndrome. Diabetologia，2017，8（3）：1432-0428.

［15］Mandakini P，Aparna M，Reshma H. Hydrosalpinx Functional Surgery or Salpingectomy? The Importance of Hydrosalpinx Fluid in Assisted Reproductive Technologies. J

Gynecol Endosc Surg, 2009, 1 (1): 12-16.

[16] Danielle MP, Catherine HP, Paula CB. Incidence, diagnosis and management of tubal and nontubal ectopic pregnancies: a review. Fertil Res Pract, 2015, 1: 15.

[17] 中华医学会妇产科学分会子宫内膜异位症协作组. 子宫内膜异位症的诊断和治疗规范. 中华妇产科杂志, 2007, 42 (9): 645-648.

[18] Practice Committee of the American Society for Reproductive Medi-cine. Endometriosis and infertility: a committee opinion. Fertil Steril, 2012, 98 (6): 1400-1406.

[19] Johnson NP, Hummelshoj L, Adamson GD, et al. World Endometriosis Society consensus on the classification of endometriosis. Hum Reprod, 2017, 32 (2): 315-324.

[20] 中华医学会. 临床诊疗指南辅助生殖技术与精子库分册. 北京: 人民卫生出版社, 2009.

[21] Lemmens L, Kos S, Beijer C, et al. Techniques used for IUI: is it time for a change? Hum Reprod, 2017, 32 (9): 1835-1845.

[22] Davies MJ, Moore VM, Willson KJ, et al. Reproductive technologies and the risk of birth defects. N Engl J Med, 2012, 366 (19): 1803-1813.

[23] 中华医学会生殖医学分会第一届实验室学组. 人类体外受精-胚胎移植实验室操作专家共识指南 (2016). 生殖医学杂

志，2017，26（1）：1-8.

[24] Martins WP, Rocha IA, Ferriani RA, et al. Assisted hatching of human embryos: a systematic review and meta-analysis of randomized controlled trials. Hum Reprod Update, 2011, 17（4）：438-453.

[25] Kang HJ, Melnick AP, Stewart JD, et al. Preimplantation genetic screening: who benefits? Fertil Steril, 2016, 106（3）：597-602.

[26] 中华人民共和国卫生部. 人类辅助生殖技术管理办法. 生殖医学杂志，2001，10（4）：254-256.

[27]《胚胎植入前遗传学诊断/筛查专家共识》编写组. 胚胎植入前遗传学诊断/筛查技术专家共识. 中华医学遗传学杂志，2018，35（2）：151-155.

[28] 孙贻娟，黄国宁，孙海翔，等. 关于胚胎移植数目的中国专家共识. 生殖医学杂志，2018，27（10）：940-945.

[29] Harton G, Braude P, Lashwood A, et al. ESHRE PGD consortium best practice guidelines for organization of a PGD centre for PGD/preimplantation. Hum Reprod, 2011, 26（1）：14-24.

[30] Ishihara O, Araki R, Kuwahara A, et al. Impact of frozen-thawed single-blastocyst transfer on maternal and neonatal outcome: an analysis of 277 042 single-embryo transfer cycles from 2008 to 2010 in Japan. Fertil Steril, 2014,

101 (1): 128-133.

[31] Liberman RF, Getz KD, Heinke D, et al. Assisted reproductive technology and birth defects: effects of subfertility and multiple births. Birth Defects Res, 2017, 109 (14): 1144-1153.

[32] Massaro PA, MacLellan DL, Anderson PA, et al. Does intracytoplasmic sperm injection pose an increased risk of genitourinary congenital malformations in offspring compared to in vitro fertilization? A systematic review and meta-analysis. J Urol, 2015, 193 (5): 1837-1842.

[33] Scott RT, Upham KM, Forman EJ, et al. Cleavage-stage biopsy significantly impairs human embryonic implantation potential while blastocyst biopsy does not: a randomized and paired clinical trial. Fertil Steril, 2013, 100 (3): 624-630.

[34] Martinez F. Update on fertility preservation from the Barcelona International Society for Fertility Preservation-ESHRE-ASRM 2015 expert meeting: indications, results and future perspectives. Hum Reprod, 2017, 32 (9): 1802-1811.

[35] 孙赟，黄国宁，孙海翔，等. 卵子捐赠与供/受卵相关问题的中国专家共识. 生殖医学杂志，2018，27（10）：932-939.

[36] 国际妇科内分泌学会中国妇科内分泌学分会. 卵巢组织冻存与移植中国专家共识. 中国临床医师杂志，2018，

46（4）：496-500.

［37］中华医学会妇产科学分会产科学组. 复发性流产诊治的专家共识. 中华妇产科杂志，2016，51（1）：3-9.

［38］《低分子肝素防治自然流产中国专家共识》编写组. 低分子肝素防治自然流产中国专家共识. 中华生殖与避孕杂志，2018，38（9）：701-708.

［39］Ruth BA，Ole BC，Janine E，et al. ESHRE guideline：recurrent pregnancy loss. Hum Reprod Open，2018，4：1-12.

［40］《子宫肌瘤的诊治中国专家共识》专家组. 子宫肌瘤的诊治中国专家共识. 中华妇产科杂志，2017，52（12）：793-800.

［41］中华医学会妇产科学分会. 女性生殖器官畸形诊治的中国专家共识. 中华妇产科杂志，2015，50（10）：729-733.

相关信息搜索网站

1. 国家卫生健康委员会妇幼健康司——关于公布经批准开展人类辅助生殖技术和设置人类精子库的医疗机构名单的公告

http://www.nhc.gov.cn/fys/s7905/201704/da54a917a3854d5387275c14e7d95809.shtml

2. 维基百科

https://en.wiktionary.org/wiki/Wikipedia

3. 美国国立医学图书馆 MedicinePlus 官网

https://medlineplus.gov/

4. 美国生殖医学会 ReproductiveFacts 官网

https://www.reproductivefacts.org/

5. WebMD——不孕不育生殖健康中心

https://www.webmd.com/infertility-and-reproduction/default.htm